自閉症 ADHD的教養祕訣

語言治療師寫給父母的治療指南

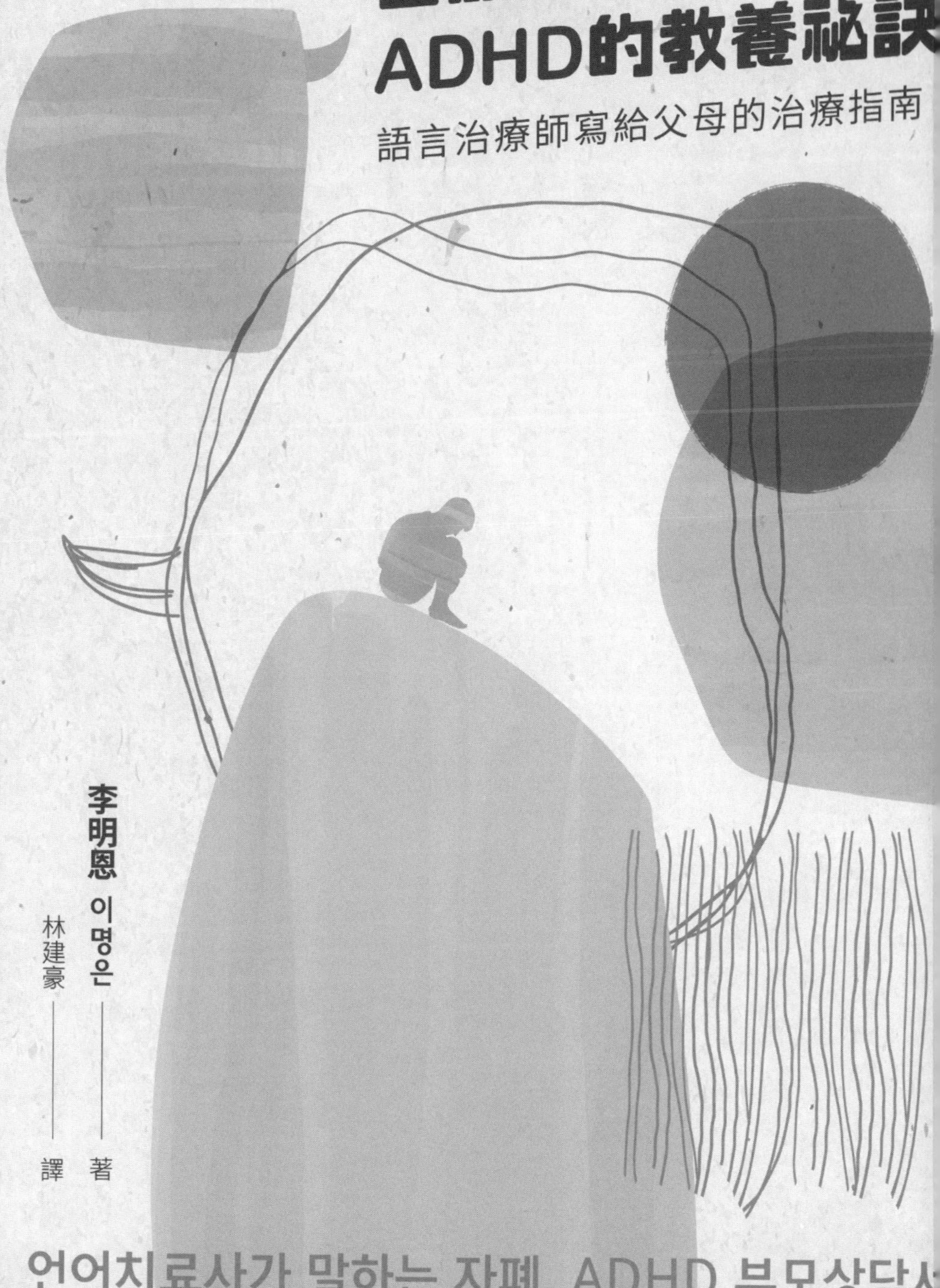

李明恩 이명은 —— 著
林建豪 —— 譯

언어치료사가 말하는 자폐, ADHD 부모상담서

目　錄

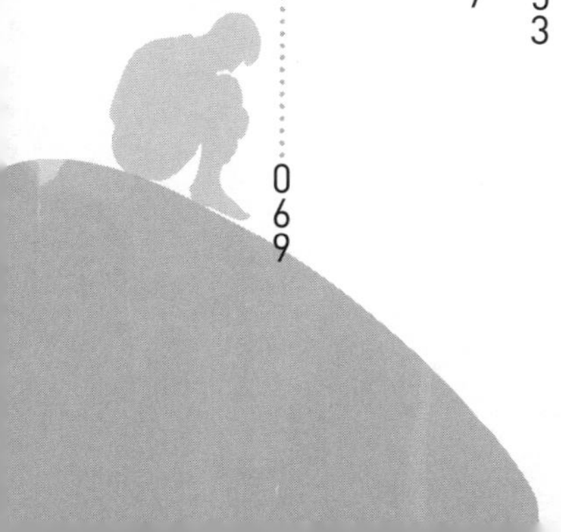

目　錄

推薦文

遇見好的教師是孩子的福氣，對表達能力有障礙的自閉兒來說更是如此，真心希望李明恩老師的教育方法能讓自閉兒的父母親從黑暗的泥沼中獲得解脫。

——策畫殘疾人與非殘疾人共同參與藝術活動的「Daria company」代表，同時也是自閉兒畫家尹宗彬的母親李恩珠

有人說養育殘疾孩童的父母親就像是走在看不見盡頭的路上，就算比別人稍微慢一點，就算和別人稍微不太一樣，依然想和孩子們一起前進的父母親，我很推薦這本書。

——社會工作師金智賢

就算世界改變了很多，但「殘疾」這個詞彙在我們的社會中依然是不方便的代名

詞，讓家中有發展障礙（發展遲緩）孩童的父母親最難熬的是，擔心孩子在周圍的偏見中是否能成長為一名健全的社會成員。

本書以作者的溫暖觀點為基礎，對成長較遲緩的孩子給予多一點的關心與愛，讓世界能變得更美好，而不是拘束在名為「殘疾」的框架中。

——《慢一點又怎麼樣呢？》作者鄭靜華

前言

何謂發展障礙（發展遲緩）、自閉症？

它是一種發展障礙，特徵是社交互動與溝通有困難與限制，以及重複的行動。
自閉症的孩童因為腦部與荷爾蒙等的因素，難以站在他人的立場思考與理解他人，
「莎莉與小安測驗」就是一個例子。

莎莉與小安測驗（Sally–Anne test）

莎莉把球放進箱子，然後離開房間。
小安走進來把箱子裡的球放進籃子，然後離開房間。
如果問：「莎莉走進來找球時要看哪裡呢？」
一般的小朋友都會回答：「看箱子。」
但自閉症的小朋友會回答：「看籃子。」

自閉症的小朋友因為有看見情況，所以就會認為莎莉也知道此一事實，換句話說，自閉症不清楚自己與對方擁有的知識與經驗不一樣。

很難站在莎莉的立場，專注於莎莉的狀況思考，這就是「心智理論」（Theory of Mind, TOM）。

根據心理學家拜倫・柯恩（Baron-Cohen）的研究來看，非發展障礙孩童二十七名中有二十三名（八五％）、唐氏症孩童十四名中有十二名（八六％）、自閉症（autism）孩童二十名中只有四名（二〇％）能答對問題。

因此自閉症的孩童社交性較差，難以表達感情與提出自我的主張。

雖然想交朋友，但難以學會結交與維持的方法，因此衍生了憂鬱感，再加上重視獨處的時間，左右兩難的想法不斷折磨自己。

為了這類成長中的孩子，無論是家中的家人、治療室的老師，以及當事者本人都需要持續付出努力和給予鼓勵。

一般來說，教導非發展障礙的孩子時也需要重複相同的過程。

必要時要讓孩子重複一百次學習。

「從外面回家時要先洗手。」

「吃完飯後一定要刷牙。」

這是孩子一定要養成的健康習慣，反覆簡單明瞭的句子讓孩子學習，持續教導直到小孩能自己實踐為止，那麼自閉症的孩子該怎麼學習呢？

必須讓孩子重複一千次學習。

而且要給予稱讚。

自閉症的小孩短期記憶很短，所以每次都必須重複一次，行動搭配聲音「語言」，讓孩子能記住狀況的情景，對學習會有相當大的幫助。

如果這類的短期記憶累積在一起變成長期記憶，儲存在孩子的腦中，不僅能讓孩子自行學習與行動，必要的情況時也能使用語言表達。

我在綜合發展中心擔任語言治療師時，為了讓自閉症的孩子能同時玩遊戲和學習費了相當程度的功夫。發展中的孩子認知能力與智能較低並不代表他們不會思考，我試著去體恤孩子的想法，努力讓他們一邊開心玩樂一邊學習。我還研發市面上沒有販售的玩具，以及實施為每個孩子量身訂做的課程。

這是一種喚醒孩子大腦的課程，使用單純與簡單的方法讓孩子自己「思考」複雜與困難的課程，單純與有趣的反覆學習不僅能幫助自閉症的孩童，對廣泛性發展障礙的孩子、過動兒來說也是必備的學習。

而且最重要的是，此一學習不是只有在特殊治療室實施，在家時也必須要進行。自閉症的孩子平均一星期去特殊治療室接受治療兩次，每次是一個小時，換句話說，一個星期有一百六十八小時，當中只有兩個小時是和語言治療師在一起。但如果在家、在學校時都能學習就會發揮加乘效果，可減少孩子學習的時間，也能期待看見孩子進步的模樣。

這本書不僅是為自閉症兒童，也是為了廣泛性發展障礙兒童的家庭、注意力不足過動症兒童的父母、教導這類兒童的治療師、在課堂上教導發展障礙兒童的老師，以及自閉症兒童本身而寫的。

希望藉由本書可改善發展障礙兒童的認知，理解原本困惑卻一直沒弄懂的問題，讓原本覺得困難的學習與遊戲都能變輕鬆。了解孩子的世界且攜手共同走向未來的父母親，請好好加油吧。

第 1 章

我的小孩怎麼了呢？

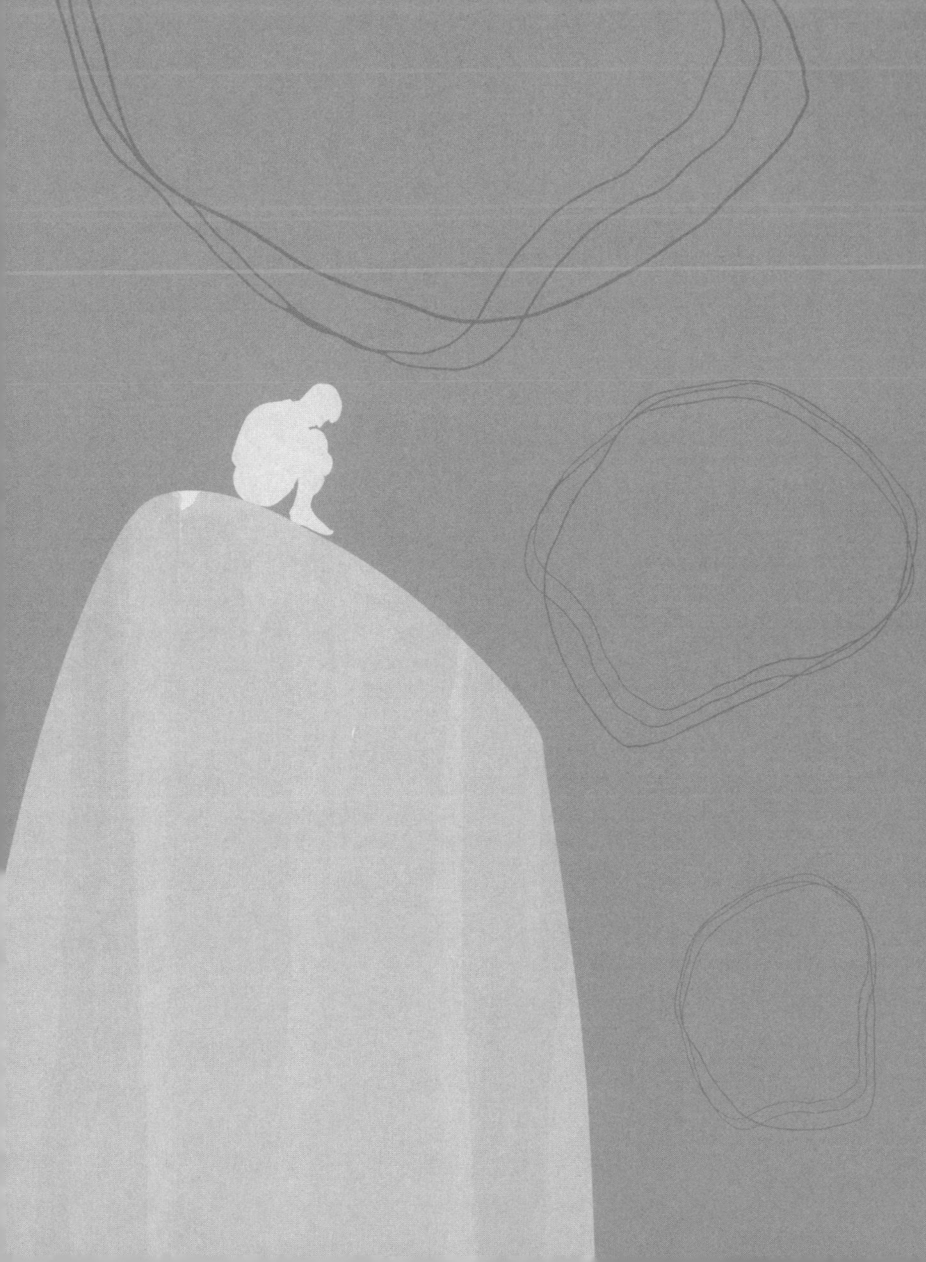

1. 我的小孩是自閉兒嗎？

某天，一個小時的課程結束，我把小孩玩過的玩具消毒，再次準備下一堂課小朋友需要的玩具和餅乾，讓室內換氣後，我就拿出下堂課小朋友應該會喜歡的玩具。

今天是進行新課程的日子，課前準備就緒後我便打開門，看見一名三歲的女孩和媽媽正在搭乘玩具車。

女孩獨自坐在車內玩手指，一邊視覺尋求，同時重複使用嘴巴發出「嘖嘖嘖」不具任何意義的聲音，媽媽則在一旁重複說「叭叭」或「出發」，嘗試和小孩進行開車遊戲。

「您好，媽媽，她是詩雅吧？」

「是，老師好，詩雅，快向老師打招呼呀。」

儘管媽媽叫了小孩，小孩還是一直在玩自己的手。

「媽媽，請和詩雅一起進來教室吧。」

和孩童的媽媽稍微面談後，就開始和詩雅單獨進行第一堂課。

媽媽走出去關上門，詩雅也沒有任何反應，她把眼前的扮家家酒遊戲的蛋糕球放在地板上滾動。我先觀看詩雅玩遊戲的樣子，接著使用聲音協助她進行遊戲，我們還一起滾動蛋糕球，我輕輕按下發出其他聲音的玩具吸引詩雅的注意力。

詩雅喜歡三件事，睜大雙眼看著我吹的泡泡、滾動蛋糕球，以及吃我桌上的餅乾。我讓孩子反覆做喜歡的事，過程中會確認孩子能做什麼、應該給予何種幫助、對什麼事感興趣、排斥做什麼，以及不感興趣的事。

五十分鐘的課程結束了，我和媽媽進行第一次的諮詢，媽媽帶著我事先給的個人資料表進來，交談一段時間後媽媽問我說：

「老師，我的小孩是自閉兒嗎？」

這是很多媽媽都會提出的問題，在提出此一問題之前，媽媽們是苦思了多久、觀察小孩多久後才去諮詢的呢？

當下我在思考對方想要獲得什麼樣的答案才會提出此一問題，對於答覆又抱持著什麼樣的想法。

「詩雅媽媽，為何您會那樣認為呢？」

「詩雅不太會和人對上視線，也不太會和人互動，最讓人難受的是她還不會開口說話，這樣算是自閉症嗎？」

聽完詩雅媽媽說的話後，我再次把視線轉移到詩雅身上。

詩雅當時很認真在吃媽媽帶來的軟糖，我接著說：

「詩雅媽媽，我今天和詩雅上了第一堂課，上課時的第一個感想是，我們應該教導詩雅說話的方法，詩雅不太擅長吹氣等調整呼吸的技巧，其實呼吸是說話最重要的一個條件，所以我認為應該先教她正確的呼吸方法。相信詩雅媽媽也找過很多相關的資訊，詩雅不太會注視他人的眼神，三不五時又在玩刺激視覺的遊戲，有很多人都說這是自閉兒會做出的行為，這應該也是您擔心的原因吧。不過，詩雅媽媽，這些部分都能透過上課讓情況好轉，詩雅的年紀還太小，因為她不曾接受特殊課程，應該還有很多我們沒發現的事，透過學習就能改變與成長，醫院也不會診斷年紀這麼小的孩子是否為自閉症。語言復健師在上課前都不會明確回答小孩是否為自閉症，這是因為他們著重在孩童的發展。重要的不在於是不是自閉兒，詩雅必須要根據課程完成符合年齡的發展，但因為小孩的變化可能性很大，所以現在無法定義是否是自閉症。」

「好，老師……醫院的醫生也說就先觀察狀況……我只是因為詩雅都不會注視別人的眼神……我想陪她一起玩時，她都會拿著玩具跑走……我很擔心她的社交能力。」

「詩雅媽媽，您和詩雅一起玩遊戲時感到很累吧？因為她都不看您，只顧著專心在自己的遊戲中。這時候比起一直呼喊孩子的名字，我反而會想辦法讓我自己進到孩子的視線中。可以試著默默地用孩子喜歡的玩具，讓玩具加入孩子的遊戲，此時孩子可能會接受且繼續遊戲，也或者會排斥且把玩具推往反方向。您必須找出孩子喜歡的事物，在剛開始上課時您和孩子必須是形成和諧（rapport）的關係，也就是讓彼此成為互相信賴的關係，但隨著慢慢要開口說話使用語言時，就必須引導孩子來模仿您所說的話。所以詩雅媽媽，我們就先進行課程，一起來苦思與觀察詩雅的變化，我會指導孩子學習語言，也會協助您找到問題的答案，屆時再來重新思考您剛剛提出的問題吧？」

「好的，老師，就這樣進行吧。」詩雅媽媽笑著回答後就離開教室了。

想確認孩子是否有自閉症，請先確認三件事。

第一，是否能和孩子四目相交。

第二，孩子是否能指出想要的東西。

第三，叫孩子名字時是否有反應。

自閉症（Autism Spectrum Disorder, ASD）加入「spectrum」此一單字其實就代表了自閉症本身的多元性，當然發展遲緩與自閉症都能藉由課程與學習好轉。

年齡較小的孩子透過幾個月的課程就能開口說話，利用課程與學習就能達到正常發展的範圍，因此需要快速諮詢與特殊治療。

自閉的性向可能會隨著孩子長大而改變，我不敢說有警戒性特徵的孩子就是自閉，但可以確定一件事，如果不立刻進行特殊治療，孩子變成自閉症的機率很高。

造成自閉的原因

可瀏覽 YouTube 影片，YouTuber 語言治療師 slp I-Hae
造成自閉症的原因是什麼呢？

兒童自閉性向的基準

可瀏覽 YouTube 影片，YouTuber 語言治療師 slp I-Hae
在家中判斷的三種自閉性向基準

*韓文影片，配有英、韓字幕（以下出現影片則同此）

2. 我的小孩無法開口說話

來發展中心的孩子大致上分為兩種類型。

就是「使用語言溝通」的孩子與「非使用語言溝通」的孩子，很多家長都是因為語言發展較緩慢造成的表面問題而來發展中心。

「我的小孩真的會說話嗎？」

「拜託叫我一聲媽媽。」

「聽得懂，但卻不表達，只會拉著我的手。」

先天大腦的發展異常、生物學或環境因素等造成發展障礙，發展障礙分為自閉症、智能遲滯（mental retardation）、亞斯伯格症候群（Asperger syndrome）、學習障礙、運動障礙、語言障礙等。廣泛性發展障礙有自閉症、亞斯伯格症候群；部分發展障礙有精神遲滯、學習障礙、運動障礙和語言障礙。不過，七五%的自閉症會出現智能遲滯、缺乏社交性溝通、社交性低落、認知發展低落等各方面的複雜障礙。

我同樣在許多的臨床試驗中都沒發現相同特徵的孩子，每個自閉的孩童都有不同的表現，就像每個孩子都不一樣是相同的道理。

所以當小孩開始說話後，就能思考小孩只是單純語言發展遲緩，或是因為自閉造成語言發展遲緩，因此特殊治療中的語言治療和感覺統合課程（Sensory integration）很重要。

正常發展的孩童剛開始都會說出「Erma」、「Mama」和「Pappa」。
就是從最簡單的發音「ㄚ」開始，小孩想要說出「媽媽」，就必須先學會正常呼吸、發聲、發音、共鳴，並且完成言語鏈（speech chain）。

和還沒開口說話的孩子上課時遵守的規則。

第一，試著聽聽看孩子發出的聲音。

第二，確認孩子是否能使用嘴唇「吹」笛子或「吹泡泡」。

第三，確認孩子是否有想要使用語言表達意思的慾望。

第一，試著聽聽看孩子發出的聲音

首先，試著聽聽看孩子進入教室後發出的聲音。

試著聽聽看孩子對治療師提出要求時發出的聲音，偶爾也會聽小孩哭鬧或和家長分開焦慮時發出的哭聲，然後我會記錄下來。事實上聲音包含很多要素，呼吸、發聲、共鳴與發音組合起來就會變成「說話」。

- 嘴唇肌肉不發達的孩子多半都是發出母音。
- 較常捲舌的孩子可區分前舌與後舌，知道該使用哪一個部位。
（例：常使用前舌的孩子：齒槽音；常使用後舌的孩子：軟顎音）
- 呼吸與發聲不足的孩子聲音較小，從前長輩聽見小孩哭時就會說「哭聲真洪亮」，這就是在稱讚小孩的發聲。

第二，確認孩子是否能使用嘴唇「吹」笛子或「吹」泡泡

嘴唇中有名為「口輪匝肌」的肌肉，此一肌肉的作用是嘬起嘴唇。如果口輪匝肌不

發達，就很難噘起嘴唇發出「噢、嗚」等的圓唇元音，另外，它還會影響關開嘴唇發出的雙唇聲音，像是「m、b、p」的發音。

另外，吹氣時腹部必須施力，呼吸要長一點。藉由此一方式可知道孩子的呼吸長短，以及是否能嘟嘴吹笛子。

第三，確認孩子是否有想要使用語言表達意思的慾望

判斷自閉的分界線時，重要的是呼喊名字、眼神接觸和指示。只要能達成這三項，就等於是具備與人溝通的社交性。

進行指示時是否有自己發出聲音很重要。

「啊啊」

「媽媽」

「這個」

使用語言表達意思的慾望是指孩子自己與家長之間的互動與實現表達的慾望。

自閉兒最大的特徵是缺乏溝通，缺乏互動等於是孩子創造了一道看不見的牆。

遲語兒的語言治療

可瀏覽 YouTube 影片，YouTuber 語言治療師 slp I-Hae

遲語兒的語言治療

3.注意力不足過動症（ADHD）的孩子是否該吃藥呢？

我喜歡的作家GABBANA畫了一部漫畫《幼兒園的一天》，作品中有我最喜歡的文句。

冬天來了

有人說小朋友的身體要照射陽光才會長大。
那白天比較短的冬天該怎麼辦呢？
我很期待冬天時孩子們的心智與想法都能成長。

Daum網路漫畫：《幼兒園的一天》／作者GABBANA

我也希望孩子們能在充足的陽光與愛當中成長，抱著這樣的心情和孩子們一起上課，讓我覺得很愉快。

好，已經下午三點了，為了迎接下一堂課的孩子，我事先打開治療室的門。就在此時，玄關傳來「噠噠噠」的奔跑聲，我在心中想著「大概是承浩來了」。

承浩在玄關沒有脫鞋子就立刻衝到我的教室，我早已習慣這樣的情況，我抱住承浩且帶他去玄關。

「你好，承浩，進來前要先脫鞋子。」

「鞋、鞋鞋！」

承浩把鞋子扔出去，爬到客廳的沙發上，不只是這樣而已，他還在沙發上不斷跳動，然後又跳到地上，就這樣重複相同的動作。看著眼前的景象，承浩媽媽露出無奈的笑容，同時也很擔心。

「老師，我們家的承浩是過動兒（ADHD）嗎？」

承浩的課程結束後，承浩媽媽小心翼翼的問說。

「哈哈，承浩媽媽，承浩的活動力很旺盛吧？」

「對……因為他平常太散漫了，經常跌倒受傷，而且無法集中注意力，我在考慮是不是該讓他吃藥……」

「承浩媽媽，承浩就診的醫院是否有建議要吃藥呢？」

「有，其實醫院大約在一年前就建議要吃藥，但因為他年紀還太小，再加上我很害怕，所以一直拖到現在。但現在連幼兒園也經常打電話來，我每天都提心吊膽，擔心承浩隨時都可能會闖禍。」

小孩如果出現語言遲緩或發展遲緩的狀況時，通常都會去「兒童青少年心理諮詢中心」、「小兒青少年科」或是「小兒精神科」，但經常都會因為對「精神科」這個名稱有所忌諱而錯過適當的治療時期。再加上是精神科開的「藥」，一般人根本就無法欣然接受。

在美國去精神科就診是有錢人的特權

就像是身體不舒服時要去醫院一樣，行動、身體發展和心智發生問題時也應該去醫院治療，但如果口袋不夠深的話，就很難去醫院治療。

身為父母親檢視孩子的發育是否正常，當發現有不足之處時，取得專家的建議協助加強是很重要的。

小兒精神科會根據孩子的狀況進行各種檢查，雖然會出現智能障礙、發展遲緩等結果，病名也可能是原因不明的發展遲緩。另外，如果孩童診斷出是邊緣性，建議先進行特殊治療。

如果是在醫院接受特殊治療，雖然可實支實付，但可能必須等待或是無法自由選擇時間。

社福中心的治療也差不多，所以最好選擇附近可選擇時段上課的私立發展中心。

如果接受特殊治療，就得進行語言、感覺統合、特殊體育、美術、心理、音樂等各種課程，而且會有長期性的經濟開銷，因此最好能取得憑證。

雖然居民中心可發給憑證，但登記障礙可能會對保險造成影響，所以最好先問清楚。

ADHD（注意力不足過動症）是腦部的問題，發展遲緩與自閉症同樣也是腦部的問題。

正確來說，ADHD是腦部的荷爾蒙多巴胺與正腎上腺素等的失衡，腦部的結構與功能受損造成的疾病。

兒童期經常出現過動、注意力不足、注意力渙散、情緒失控等各種方面的問題，成年後也會持續出現這類的情況。

多巴胺和血清素被稱為幸福荷爾蒙的代名詞，能讓人感到愉悅、滿足和快樂等。

多巴胺過多會讓神經細胞興奮，無法調整腦部的信號傳達，小

邊緣性自閉

位於自閉性孩童與非自閉性孩童之間的狀態，發展狀態佳且正常，因此難以稱為自閉，但卻有不足之處的階段。

朋友會一直呈現興奮的狀態，進而導致注意力渙散。

ADHD（注意力不足過動症）的治療有下列三種。

- 藥物治療與家長諮詢
- 心理諮詢
- 遊戲治療

為了調整適合孩子的藥與量需要的時間是一～二年，服藥後可能會降低食慾，睡眠時間也可能會減少，如果服用不對的藥物，剛開始小朋友也可能會無精打采，此時最好和主治醫生商量後調整藥物。

ADHD藥不會產生抗藥性，也不會對腦部的學習造成影響，因此不需要太擔心。必須選擇適合孩子的藥，如果是醫院提出建議，由於這是孩子腦部的問題，應該要正向看待藥物的治療。

不過，並不是注意力渙散就全都是ADHD，如果是活潑且專注力強，也會依照情況適時行動，很有可能是活動力旺盛的孩子，因此和專家諮詢後準確診斷是很重要的。

ADHD的特徵與治療

可瀏覽YouTube影片，YouTuber語言治療師slp I-Hae

ADHD的原因、特徵與治療

4. 我們家特殊的孩子會是學者症候群（Savant Syndrome）嗎？

幾年前演員周元在連續劇《好醫生》（*Good Doctor*）中曾扮演一名自閉症的天才外科醫生，劇中「朴施溫」雖然有自閉症，但因為「學者症候群」的關係讓他得以發揮天才般的才能，在醫學與醫療領域都展現了驚人的記憶力。但他難以在人際關係上獲得共鳴，在互動上遇到瓶頸，也難以適應社會生活與社會規範。

故事在描述他擔任醫院的臨時醫生，藉由與他人的珍貴相遇、愛與體貼，一點一點慢慢學會了與世界的溝通。

電視劇播出時，看到「朴施溫」在沒有得到主治醫生的同意就直接將情況危急的病人轉移到手術室的情景，讓我忍不住笑了，但同時也讓我覺得很難過。

我能理解他一心想要拯救患者的心情，但他忽視既定的規則與過程，執意去尋求自己想要的答案。

所幸他憑藉「學者症候群」的才能察覺到患者的危險性，在同事的協助下順利完成了手術。

「學者症候群」是什麼呢？

學者症候群是指社交性低落與溝通能力差，重複做出相同的動作，多項腦部功能都有障礙，但在記性、心算、猜謎、音樂等特定領域擁有優秀能力的症候群。（首爾大學醫院精神健康醫學科摘錄）

換句話說，這是一種雖然有自閉症與發展障礙，但在特定領域擁有優秀能力的症候群。

電影《馬拉松小子》的實際人物裴炯振、《雨人》的實際人物金・匹克、動物學家兼大學教授的天寶・葛蘭汀、世界知名游泳選手麥可・菲爾普斯等因為學者症候群而變知名的人物相當多。

那麼，必須像連續劇《好醫生》中的醫生朴施溫或是阿爾伯特・愛因斯坦一樣擁有驚人記性與證明自己很厲害才算是「學者症候群」嗎？

我想理直氣壯的回答說：「不是！」

其實自閉兒與發展障礙孩童都有一點這類的特殊才能。

自閉兒在聯覺與符號學方面的腦部相當發達，對數字、符號、形狀等某個特定部分特別敏銳，也有三、四歲的自閉兒在短時間內完成數百片拼圖的例子，景宇和俊秀的情況就是如此。

景宇的例子

六歲的景宇去語言治療中心已經快一年了，在語言治療中心上課後終於開口說話，現在已經會使用三個分詞以上的句子表達動物、事物、場所、交通工具等認知表現與日常表現。

剛開始只使用簡單的卡片，之後使用球體、句子圖片、書本，最後使用多個代表時間流動的腳本上課。

有一天，我問景宇說：「景宇，蘋果在哪裡呢？」

景宇不是拿我想要的卡片，而是拿了寫著蘋果的卡片，我認為應該是長時間上課的關係，景宇早已經記住「蘋果」兩個字的形狀，頓時讓我覺得有些好奇。

我開始讓景宇讀文字稍微難一點的書，我和景宇一起邊指著文字邊唸書，然後我突然停下不唸。

「轟隆隆，雨……」

「轟隆隆，雨滴答滴答降下了。」

景宇正在唸字。

我真的嚇了一跳，上課時間我們都在唸書，我把景宇的情況告訴景宇媽媽，媽媽當下也相當訝異。

「老師，我們家的小孩是天才嗎？怎麼可能呢？」

「景宇媽媽，一般來說認字是要學習過才能辦到的事，景宇能自己學會認字真的很厲害和了不起，請多多稱讚他，但我認為他目前是記住整個字的形態，而不是學會子音與母音的拼音，因此我們要協助他理解字的意義，讓他學會適時使用的方法。因為景宇是靠自己成長的，接下來的道路必須陪伴他一起開創才行。」

俊秀的例子

俊秀都是週末來上課，是一個非常老實的孩子。

九點來上課，一百分鐘的課程中都很認真聽課，俊秀很愛撒嬌，上課時坐在對面的俊秀一直拉我的手，於是我對他說：

「俊秀，過來，老師抱一下。」

俊秀就會立刻站起來讓我抱。

然後我就會利用雙臂稍微施力抱緊俊秀，俊秀真的很喜歡這樣。

今年七歲的俊秀有「選擇性緘默症」，很多自閉兒都有「選擇性緘默症」。

不過，儘管我反覆或讓他集中專注力提出問題，他依然會回答我。

「俊秀，你應該回答老師呀，俊秀，俊秀？」

如果一直叫俊秀的名字，俊秀就會使用雙手摀住我的嘴巴，並且說：

選擇性緘默症（Selective Mutism）

特定情況下拒絕說話的症狀，有自閉症的人多半都是因為認知受損造成語言表達較差，所以才會出現選擇性緘默症的情況（Naver疾病資訊摘錄）

「我不想說。」

然後我會笑著回答：「俊秀，就算你不想說，老師問你時也應該要回答，這樣老師才會知道俊秀心裡在想什麼，俊秀，今天的天氣怎麼樣呢？」

「今天的天氣，今天的天氣因為大氣停滯，所以空汙很嚴重，天空灰濛濛。上午有些地方會下雨。」

俊秀的回答怎麼樣呢？不像是一般七歲小孩會說的話，反而像是在聽氣象報告吧？

俊秀的記性非常好，他把新聞內容都記起來了，連美國川普總統說的話他都能記得一清二楚，起初我以為俊秀只是從某個地方聽來，就像是刻板言語一樣重複而已。

但多聽幾次後發現，原來他是在重複新聞的內容，我和俊秀媽媽針對這個部分談了很久。

「老師，我們家小朋友是學者症候群嗎？」

「沒錯，俊秀媽媽，如果是聽過一遍就能倒背如流的記性，就表示腦部的相關區域非常發達。俊秀真的很厲害吧？請多多稱讚他吧！俊秀聽過新聞後，如果能把自己記住的部分以自己說話的方式表現出來會更好，我認為這樣就能以各種不同的表達方法讓俊秀的選擇性緘默症慢慢好轉。基於這一點，我希望在家和治療中心時都能嘗試各種

刻板言語

重複沒有意義的聲音或語言，甚至會造成溝通上的障礙。

不同的課程，俊秀媽媽一起學習應該也不錯。」

俊秀的語言表達改善課程

1. 讓俊秀把記住的新聞內容運用在日常生活中（天氣、經濟等）

俊秀：「今天的天氣，今天的天氣空汙很嚴重，天空灰濛濛。上午有些地方會下雨。」

老師：俊秀，今天下雨了，下雨時該使用什麼呢？

俊秀：應該要使用雨傘。

老師：俊秀今天有帶雨傘來嗎？

俊秀：有，我有帶雨傘來。

老師：俊秀，回答的真棒！

2. 重複運用俊秀引用的句子

老師：俊秀，告訴媽媽下雨時該使用什麼。
俊秀：媽媽，應該要使用雨傘。
媽媽：對，俊秀，下雨時要使用雨傘嗎？
俊秀：對，媽媽，下雨時應該要使用雨傘。
媽媽：俊秀，謝謝你告訴媽媽，你好棒！

除了景宇和俊秀之外，還有很多具備特殊才能的孩子。

- 三秒找出物品變更位置的章恩
- 擅長加法與減法心算的書璇
- 利用味道猜出老師吃過的零食的潤書
- 記住啵樂樂一整集內容的秀賢

想要在某個領域發揮優秀的才能，就必須能基本的說話、對話、寫作與閱讀，而這些能力只有在大腦達到協調時才能正常使用。

學者症候群是一種才能，想要將它化為奇蹟，就必須讓孩子學習與進行腦部訓練。

為了具備獨特才能的孩子進行的腦部訓練

1. **視覺敏銳的孩子（視覺出眾或遲鈍的孩子）**

——視覺出眾的孩子（視覺上掌握的物品、行動、場所等使用語言與文字等表達，添加自己的想法後描述）

——視覺遲鈍的孩子（視覺上掌握事物、專心觀看、維持專心觀看、使用語言表達自己看見的情況、使用語言表達自己看見的情況且使用語言和文字說出感想）

2. **對符號敏銳的孩子**

——學習數字與英文字母、說和寫學過的數字與英文字母

在故事中加入數字激發孩子的興趣

（例：媽媽有三顆蘋果、爸爸有二顆葡萄、弟弟有一顆蘋果，那麼蘋果總共有幾顆呢？）

3.對味道敏感的孩子

——使用語言與文字表達自己感覺到的味道、說出自己的感覺與對味道的想法

（例：媽媽給的菜餚中散發一股香噴噴的味道，所以讓小朋友對媽媽說：「哇，一定很好吃，那我要開動了。」）

4.聽知覺記性敏銳的孩子

——把自己聽到與記住的句子運用在日常生活中

昌旭：哇，是啵樂樂，我們來開生日派對吧。
老師：昌旭，老師也要一起參加生日派對。
昌旭：老師，我們來開生日派對吧。
老師：請點生日蠟燭，唱生日快樂歌吧。
昌旭：生日快樂。

我們的孩子是這樣成長的

下列是與筆者相識後共同努力的家長們的問答內容。

〈幸福的畫家：尹宗彬〉

宗彬有一雙圓圓與漂亮的眼睛、加上緊閉著的嘴唇，我在華城工作時幫他進行大約一年左右的語言治療。

生氣時他就會發出海豚般的聲音，雖然習慣非語言的表達方式，但他知道如何表達自己的慾望，所以當他想吃大醬湯時就會帶一個陶器容器，當他想吃泡麵時就會拿鎳銀鍋。

但想要表達眼前沒有的事物、表達情緒，以及進行各種互動，語言是不可或缺的一項條件，於是他開始和我進行語言治療，然後慢慢學會開口說話了。他在短時間內就學會開口說話，表達自己想法的次數也變多，也變得越來越主動。

後來宗彬的父母親為了孩子的未來而選擇搬到濟州島，幫宗彬打造能放心自由玩樂的環境，在父母親的決定下，宗彬和母親才得以成為「描繪靈魂」的幸福畫家。

我對宗彬媽媽提出了一個問題。

作者）讓小朋友接受特殊課程的契機是什麼呢？醫院提出何種建議呢？

宗彬媽媽）宗彬和媽媽的互動還算不錯，但大概在周歲開始就對其他人沒有任何反應，家人以外的人連看都不看，我完全沒想到會變成這麼嚴重的問題。他會說簡單的單字「媽媽、爸爸、哥哥、水、牛奶」，大概在一歲左右時，他對鈴聲和外人都沒有反應，而且也不會發出任何聲音。三歲時開始去大學路的神經精神科就診，結果診斷出是自閉症。

作者）幾歲時開始進行特殊課程（治療）的呢？同時進行的是什麼課程呢？

宗彬媽媽）三歲左右時，語言治療和感覺統合課程同時進行，每個星期語言課兩次、認知課一次、感覺統合課程兩次，大概一年後，感覺統合課程老師建議可以結束感覺統合課程。

後來在六～七歲左右去江南社福館每星期上語言治療課程三次、音樂治療課程一次，因為沒有明顯好轉，國小二年級時去京畿道華城的「×××語言治療中心」，宗彬和李明恩老師一起上課後才終於開口說話。

■和宗彬一起上課

宗彬從一開始就能跟著說出單字，但他卻不願意在別人面前說，他在語言方面缺乏自信心。他說話都很小聲，是個不擅長表達的孩子，課堂上如果沒有一直吸引他的注意力，他很容易就分心把注意力轉移到其他地方或沉浸在自己的世界中。

剛開始為了能和宗彬變親近一點，我會和他開玩笑、一起玩遊戲、唱歌和拍手，和宗彬一起看他喜歡的東西，我們也會一起吃零食。課程中有十～二十分鐘的時間我會讓宗彬跟著唸單字，然後慢慢延長時間且培養他的專注力。

上課專心的宗彬變成能一起唸句子，也會簡單回答問題，而且開始會使用語言簡短表達自己的想法。

但他的音量依然很小聲，如果不引導他的話，他自己發出的聲音都很微弱，基於認為這是他本身的個性使然，孩子主動先使用語言時就該給予鼓勵，然後繼續引導他發出聲音，我就是採用這種方式繼續上課。

大約上課一年左右，宗彬的個性變活潑且會活蹦亂跳，他在發展中心接受了語言和游泳課程，現在搬到濟州島後，他在進行馬術復健與美術等的課程。

作者）接受特殊課程（治療）時，對孩子最有效果的是哪一個呢？

宗彬媽媽）最有效的課程是體育（游泳、騎馬），或許是男學生在特性上喜歡與樂在其中的課程，可以明顯感覺到下課後壓力獲得紓解。雖然表情也變開朗了，但同時也有變沉穩的感覺。

第二個是美術課，兩個星期會上一次私立的美術課程，有一名濟州島畫廊的畫家會幫忙，此外，每當一有空時我就會在家陪他畫畫，我們主要在矮木凳上畫畫。

有時候我們會光著腳丫一起感受風、鳥聲和陽光等，孩子在畫畫時顯得非常平靜，此時我會很努力給予語言上的刺激。

作者）是否有讓孩子好好成長與發展的學習，或者在家中是否有其他嘗試或特殊的興趣呢？

宗彬媽媽）雖然這不算是能幫助孩子發展的學習，但我說一個小故事，我一直很煩惱小孩讀小學時該選擇一般的小學呢？還是特殊學校。

小朋友是小肌肉與大肌肉都沒有異常的狀態，也不會做出偏激的行動，但因為語言、外部適應、認知能力不足的關係，如果就讀特殊學校卻沒有進步該怎麼辦呢？就讀一般學校如果不適應，導致小孩和家長都受創又該怎麼辦呢？當時真的讓人很難做出抉擇。

後來孩子就讀特殊學校，但就讀特殊學校時無法讓宗彬和非障礙孩童玩在一塊，這一點讓我覺得很愧疚，後來甚至一度準備讓宗彬就讀一般學校的特別班。

當時學校老師說：

「宗彬來到特殊學校後在保護與關心下長大，所以看起來才會這麼開朗與幸福。」

那一刻我終於明白什麼是最重要的，和非障礙孩童一起生活，並不是跟隨或模仿一樣的生活，讓小孩能放心與幸福的空間，以及信任與協助自己的人，對宗彬來說這才是最重要的。後來我才會打消轉學的念頭。

目前宗彬和我待在家畫圖，也會和我一起去展示作品，作為一名自閉作家，他正一步一步向前邁進當中。

雖然認知能力較差，但他懂得享受自己的圖畫掛在展示場受到矚目的心情，他自豪的模樣讓身為父母親的我也覺得非常欣慰。

作者）是否有養育小孩建立的基準，或者曾相信孩子具備何種潛力呢？

宗彬媽媽）我相信只要孩子開口說話，很多事就會跟著好轉，後來他終於開口說話了，雖然並不是會一直說個不停的類型，但我的信念沒有改變。後來我領悟一件事，心理上的安定比說話更重要，發展障礙的孩子在情緒上的起伏本來就比較劇烈，我認為盡可能讓孩子保持安定是最重要的。

宗彬有一個習慣，他會利用自己看過的照片，企圖想要尋找某個答案。舉例來說，他會拿出糖果的照片說「這個，這個」，雖然我不清楚他想表達什麼，但繼續談各種話題時，如果小孩發現自己想要的答案，就會立刻轉移話題。

如果孩子從我的話中找到答案，我會立刻模仿，也會提出各種疑問。雖然那不是我想要的對話方式，但這樣的片刻一一累積起來後，我相信對語言的發展會有幫助。

孩子主要都畫糖果、甜甜圈、果汁等讓自己覺得很開心的甜食，這是一個值得共同討論的好主題，目前我正在引導孩子的潛力往美術方面發展，但如果孩子有特殊的才能或覺得不滿意（如果宗彬認為畫圖不幸福的話），我打算讓他走另一條路。

作者）您對孩子的成年期與未來有任何看法呢？

宗彬媽媽）雖然我很希望孩子在成年時能自立，從接受自閉症患者的企業、團體取得工作機會，我很希望他與社會和諧相處，但事實上這是相當困難的課題。

很多自閉症患者在就業過程中經歷各種不同的傷害，因此父母親會盡可能想讓孩子陪伴在自己的身旁，但這同樣也是一個很困難的狀況。

宗彬剛開始接觸美術沒有多久，但如果有機會成為畫家，我會盡可能協助他。

KBS「與藝術同行」

KBS news 濟州 2022.04.06. 超越障礙與非障礙「與藝術同行」新聞影片

春天綻放

時事雜誌文化藝術空間 Monttak 畫廊舉辦「春天綻放」慈善展 2022.4.1.

母親的獨白

可瀏覽 YouTube 影片，YouTuber 語言治療師 slp I-Hae 發展障礙兒與母親的合作展《母親的獨白》

5. 語言遲緩的孩子的語言教育

「我的孩子說話很慢。」
「我姪子不會說話。」
「我的孫子不太會使用語言。」

所有的發展和成長都是始於模仿和經驗，若模仿和經驗太少，孩子的發展理所當然就會比較慢，在應該發展的時期若沒正常成長的話，智能、肌肉與神經系統的成長也都會跟著一起慢下來。

我身為語言治療師，會對孩子們的語言發展進行授課，許多家長都會提出要求或表示擔憂，現在我會介紹一些可在家進行的語言課程，或是透過簡單的遊戲進行語言教育。

第一，對孩子發出的所有聲音都給予稱讚

孩子也知道自己說話太慢了，所以語言自尊心較低，都會使用行動提出要求代替語言表達，或者是使用手勢。請對這類孩子發出的所有聲音給予反應和鼓勵，就算是不夠完美的單字、就算是開玩笑發出的聲音，只要孩子願意開口說話就給予稱讚，孩子自然就會對模仿語言產生興趣。

第二，跟孩子說簡單的語言

「羅希，妳把自己的草莓餅乾給朋友嗎？哇，妳真乖。」

不要這樣說，換這樣說吧。

「朋友，吃餅乾，太棒了，羅希！」

請使用簡短的單字與聲音代替長句子，藉此協助孩子記憶，為了讓孩子能分辨哪一個物品是「餅乾」，哪一個行動是「吃」，以及讓孩子能記住，請說簡單一點。

第三，幫孩子說孩子要說的話

簡單的遊戲型語言教育

第一，對孩子發出的所有聲音都給予稱讚
第二，跟孩子說簡單的語言
第三，幫孩子說孩子要說的話
第四，等待孩子自己說話

「姊姊，等等。」、「門，開。」

依照狀況慢慢說出小孩該說的話，也就是大人要先「示範說話」。每個情況下該怎麼說，示範一下嘴型且慢慢說，並且協助孩子能自己完成。

第四，等待孩子自己說話

「要給爸爸蘋果嗎？蘋果拿去。」

幫孩子說完該說的話後，接著就是要等待，從簡單的「爸爸」開始，就算「蘋果」、「拿去」說得不清楚與完整，請試著等孩子發出聲音。在稱讚、說給孩子聽、代替孩子說的過程結束後就是等待。負責拿蘋果的爸爸也要持續做出伸出手、收回手的動作，當孩子感覺到樂趣時就會放心嘗試挑戰。

在家能進行的語言課搭配使用玩具的遊戲課程一起進行，最好先從說出實物、家人名稱、場所、動物等單字開始，然後再慢慢變成句子。

孩子的語言從說出單字進階到句子的過程千萬別太急躁，在下列情況時請進行句子的課程。

- 看著物品時可立即說出單字
- 孩子可自己嘗試說出五十個以上的單字時
- 孩子說出物品名稱後嘗試想繼續說些什麼時

說話比較慢的孩子

可瀏覽 YouTube 影片，YouTuber 語言治療師 slp I-Hae

「我們家小孩說話比較慢，難道是語言遲緩？」

6.開口說話的孩子該先學發音？還是先學句子呢？

在進行語言課程後，我們家的小孩終於開口說話了，剛開始是單字，然後是簡短但符合情況的句子，語言自尊心也逐漸提升，進而變成有些聒噪。看見自己成功說話，以及使用語言表達自身慾望時，小孩就會產生成就感和喜悅。

此一時期的家長擔心的就是發音問題。

「老師，我們家小孩的發音不太正確，可以幫我們家小孩上發音課，讓小孩發音清楚一點嗎？」

孩子剛開始說話時，家長最大的煩惱就是發音，孩子口齒不清晰的發音讓家長很在意，並要求專注於發音課程。

開口說話的小孩要先著重於發音呢？還是句子呢？

在進入句子階段之前，是要從命名、單字階段校正發音進入下一個階段呢？還是句子的長度變長後再校正發音呢？其實此一順序是沒有所謂的正確答案。唯一可以確定的是，必須考慮孩子的發展後再判斷。

開始說話的孩子、開始說出事物的孩子會覺得說話很有趣，因為自己的聲音很可愛，可以簡單使用語言表達先前感到困惑的行動，所以說話的頻率才會增加，變成有些聒噪。

如果繼續上課，就能從二、三個分詞進化到完成句子，然後從一、兩個句子變成一大串句子。

連續說話並不是單純只有說出名稱而已，還能說出自己的心情、狀況、對方的狀態，以及接下來會發生的事，因此和孩子的腦部發展有密切的關係。

畢竟這是透過眼前的狀況與時間的概念，在腦海中描繪過去的事、現在的狀況、未來會發生的事，並使用語言說出來的一系列的腦部運作過程。

這個時期會把先前聽過的語言表現都變成自己的，是很重要的一個階段，但如果不校正發音，就很難確實表達自己的意思。

發音

與說話聲音有關的發音器官（聲帶、喉結、舌頭、牙齒、嘴唇）的動作的統稱。

「你說什麼？」

當周圍的人聽不懂自己說的話而提出疑問時，孩子就會感到畏縮，因此準確的發音在此一時期是非常重要的，想讓發音變清晰就需要反覆的練習。

1. **分清楚孩子能「正確說出的發音」與「難以正確說出的發音」。**
2. **依照發音位置練習發音。**
3. **決定「正確說出的發音」與「難以正確說出的發音」哪一個為優先。**
4. **維持孩子的語言自尊心，苦思該如何校正難以說出的發音。**
5. **除了在語言治療教室上課，思考在家可進行的發音課題。**

嘴唇很難緊閉在一起，無法正確發出雙唇音（b、bb、ph）的孩子試著用自己的嘴唇「親」手掌，練習讓嘴唇緊貼在一起發出聲音，經常練習讓雙頰鼓起來，然後「噗」一聲吐出去放鬆嘴唇。

硬顎音（j、jj、ch）或齒齦音（[t]、[th]、[t’]、[n]、[r]）較不擅長的孩子則要使用壓舌板讓孩子知道舌頭該接觸的位置，讓孩子練習從哪個位置使用舌頭。

關於發音與句子的問題，我決定的上課方式是配合孩子的語言發展速度，雖然方法不同，但兩種都會同步進行。因為這兩項都是不能放棄，也刻不容緩的重要問題。當然前提是會先跟家長商量，因為要同時進行發音課程與造句課程，所以速度可能會比較慢一點。

但因為這是剛開始說話，感受到語言樂趣的孩子的課程，如果刻意畫分「某個東西」，就如同是設定限制一樣。

因此我認為不該限制孩子，我會努力引導孩子進行自由與有趣的語言治療，就算會稍微延後時間，畢竟不能再耽誤孩子的發音校正與造句能力的發展，上課對孩子的語言發展會有正向的影響。

如果採用孩子喜歡的課程內容會更有效率，玩偶遊戲、猜謎遊戲、畫圖、拼圖等依照孩子的喜好上課，讓孩子能跟著一起發展語言，我認為這樣的方法會比較好。

就算語言方面發展較慢，並不代表在所有方面都比較慢，請老師、家長和周圍的所有人都把視線轉移到孩子擅長的事，不要吝惜給予稱讚，因為他／她是我們的孩子。

7. 語言遲緩的孩子，真想帶去檢查是否是自閉症

有些三、四歲的孩子雖然年齡已滿，但實際上月數還沒滿，成為青少年時沒有問題，但是去托兒所或幼兒園的孩子就算只有相差半歲，語言和遊戲形態也會出現明顯的差異。孩子在明白這一點後就會變畏縮，甚至會出現想要自己玩的傾向。

有很多家長擔心自己的孩子其實不是語言遲緩，而是智能障礙或是自閉症。

因為這是敏感的問題，站在教師的立場上也很難給予答覆，所以為了檢查孩子目前的發展和發展狀況，通常都會委託醫院進行檢驗。

想要詳細檢查就必須多跑幾趟醫院，只要從平常去的小兒科或近處的小兒精神科取得鑑定書，之後再去大醫院就行了。

大醫院確認兒童發展時最常進行的檢查是CARS檢查、CAT、腦波檢查、綜合心理檢查（Full-Battery）。

〈CARS檢查〉

這是兒童自閉症評定量表（Childhood Autism Rating Scale）檢查，臨床心理師和家長諮詢與觀察孩子的行動後就會評估自閉的程度。

檢查項目

- 兒童的一般反應
- 感覺是否有問題
- 語言溝通能力
- 非語言溝通能力
- 與他人互動的能力
- 是否有強迫症與模式
- 模仿與智能程度
- 情緒反應是否恰當
- 身體素養

檢查結束後，把每個檢查項目的分數加起來後判斷自閉的程度，臨床心理師有疑問的部分會更深入詢問，也可能會修改分數。

檢查時間雖然比較短，但整體來說會加入臨床心理師的意見，以及家長的主觀想法，輕度、重度自閉症的分數可能不太一樣，所以也有人說要客觀評價有點困難。

〈腦波檢查〉

可在醫院和腦功能檢驗中心進行檢查，確認孩童的大腦是否正常發育，透過腦電波可確認大腦哪個部分不足。其實通常都是抽搐、痙攣的小孩才會檢查腦波，年幼的孩童也會在睡眠中進行，或者是服用助眠藥物後進行檢查。

藉由腦波檢查結果可判斷是否為注意力不足過動症（ADHD），以及推薦適合的腦功能訓練。

有人說「透過腦部功能訓練發展的腦部不會退化」，因此訓練比使用藥物治療更具正向的反應，缺點就在於治療費用太昂貴。

〈綜合心理檢查（Full-Battery）〉

指了解兒童、青少年或成年人目前心理狀態的綜合心理檢查，這是從多方面掌握目前的情況，有助於觀察問題或潛在的危險要素。（出處：NAVER百科）

這是一項綜合性的心理檢測，目的在於了解整體心理發展狀態。

檢查項目

有魏氏智力量表、屋樹人測驗（HTP）、多相人格測驗、投射式測驗、家庭動力繪畫（Kinetic Family Drawing, KFD）、文句完成法（Sentence Completion Test）、羅夏克墨跡測驗、班達測驗（Bender-Gestalt Test）。

這些都是檢測發展障礙最具代表性的檢查，是判定自閉症、ADHD等必備的檢查。

大醫院因等待時間可能比較久，因此建議先去可檢查的中心或居住地的小兒精神科接受檢查，一邊觀察兒童的狀況，同時先開始特殊課程。

每間醫院的檢查費用不同，等待的時間也不一樣，也有必須等半年到數年的醫院。在等待的過程中不要太急躁，建議可以試著去較近的綜合發展中心。

綜合發展中心有具備國家資格證與可使用國家憑證的中心；也有具備資格證卻沒有向教育局登記，所以無法使用國家憑證的中心。另外，也有社福中心的語言治療，以及和醫院合作且能處理實支實付保險的語言中心。

也可以從媽媽社團中取得建議，去附近的發展中心諮詢取得建議。雖然去附近的相關機構孩子上課時比較方便，但知名的機構一定有它厲害的地方，而且會有資歷豐富的老師，可縮短孩子適應治療中心的時間，如果是單純的語言遲緩，那就能縮短開口說話所需要的時間。一邊接受語言治療，同時等待醫院檢查也是不錯的方法。

是否該登記障礙呢

接受醫院檢查後，如果判定孩子是自閉症或廣泛性發展障礙，就會再次陷入苦思考慮是否該登記障礙。

登記身心障礙需要準備醫院精神科醫療記錄、診斷文件、近三個月的檢查報告，然後去相關機關申請，依照地區不同，大概需要四～五週的時間。

因為有重新認定的週期，登記障礙七年後必須再次檢查且重新登記，也能獲得障礙相關的保險診斷給付，另外，當認定行走不便時也會給予停車證。

由於登記身心障礙後，從某個層面來說就等於是我們承認孩子與一般人不同，所以有些父母親會選擇不要登記。

之所以不登記身心障礙，大概是為了增加和一般孩童相處的機會，持續接受發展中心的治療，提升孩子的發展吧。身為一名語言治療師，我認為不管是哪一種方式都不錯，因為重要的不是登記身心障礙，而是孩子和家人一起努力。而且努力付出一定能獲得好的結果。

製作可以在家和孩子邊玩邊學習的玩具

1. 幫助理解與家人相關的名稱、所有物品、因果關係等的玩具

準備家人的獨照，使用孩子喜歡的汽車、動物、有聲書中的魔鬼氈貼紙，使

用魔鬼氈貼上家人的照片再撕下來。

「媽媽汽車」

「爸爸長頸鹿」

「爸爸搭公車去公司。」

2. 和喜歡美術的孩子一起畫圖與製作

和喜歡塗色的孩子、喜歡畫圖的孩子一起畫畫，把有形態的圖畫剪下來，製作成玩偶演出情境劇。

把沒有形態的塗鴉期（Scribbling Stage）畫的圖剪成十字形狀，然後摺成紙球。陪孩子一起玩，進行區分顏色的遊戲。

3. 撕紙遊戲

這是對小肌肉發展最有幫助的遊戲，是最簡單的遊戲。

和孩子一起用手撕報紙、紙張或月曆等，揉成一團後扔進桶子裡。遊戲結束後，要像玩遊戲一樣教導孩子養成習慣去整理乾淨。

喚醒大腦的課程

自閉、發展遲緩、腦病變等有障礙的孩子可透過反覆的上課增加知識。兒童的腦部也會退化，這就是自閉兒的腦部功能無法像一般兒童立刻學會知識的理由。但也有小孩是不需要自行思考，透過反覆的課程以「自動印出」的方式學習。模仿老師說話與行動的課程是啟發語言能力的模仿階段，兒童想要說出符合情況的語言，就必須進行動腦的課程。

當老師說「豬喵喵叫」時，必須回答「不對，豬是噗噗叫」，這樣才能稱得上是喚醒腦部的課程。

所以經驗老到的老師在課堂上會故意說錯誤的資訊，引導小孩說出正確的資訊糾正自己。

也有使用猜謎的遊戲。

這是名為「我是誰」的五個提示的猜謎。

「我是動物，耳朵很長，跳來跳去，喜歡紅蘿蔔，眼睛是紅色的。」

老師每說出一個提示就彎一根手指，讓小朋友在腦海中描繪答案後回答。

這是一種會讓小朋友「聯想」的遊戲，舉例來說，我們去超市時要買「蘋果」、「冰淇淋」，聯想超市裡的對象與物品，唯有讓孩子能在腦海中畫圖，並且讓孩子說出口，才能算是動腦的學習。

第 2 章

我的孩子不一樣

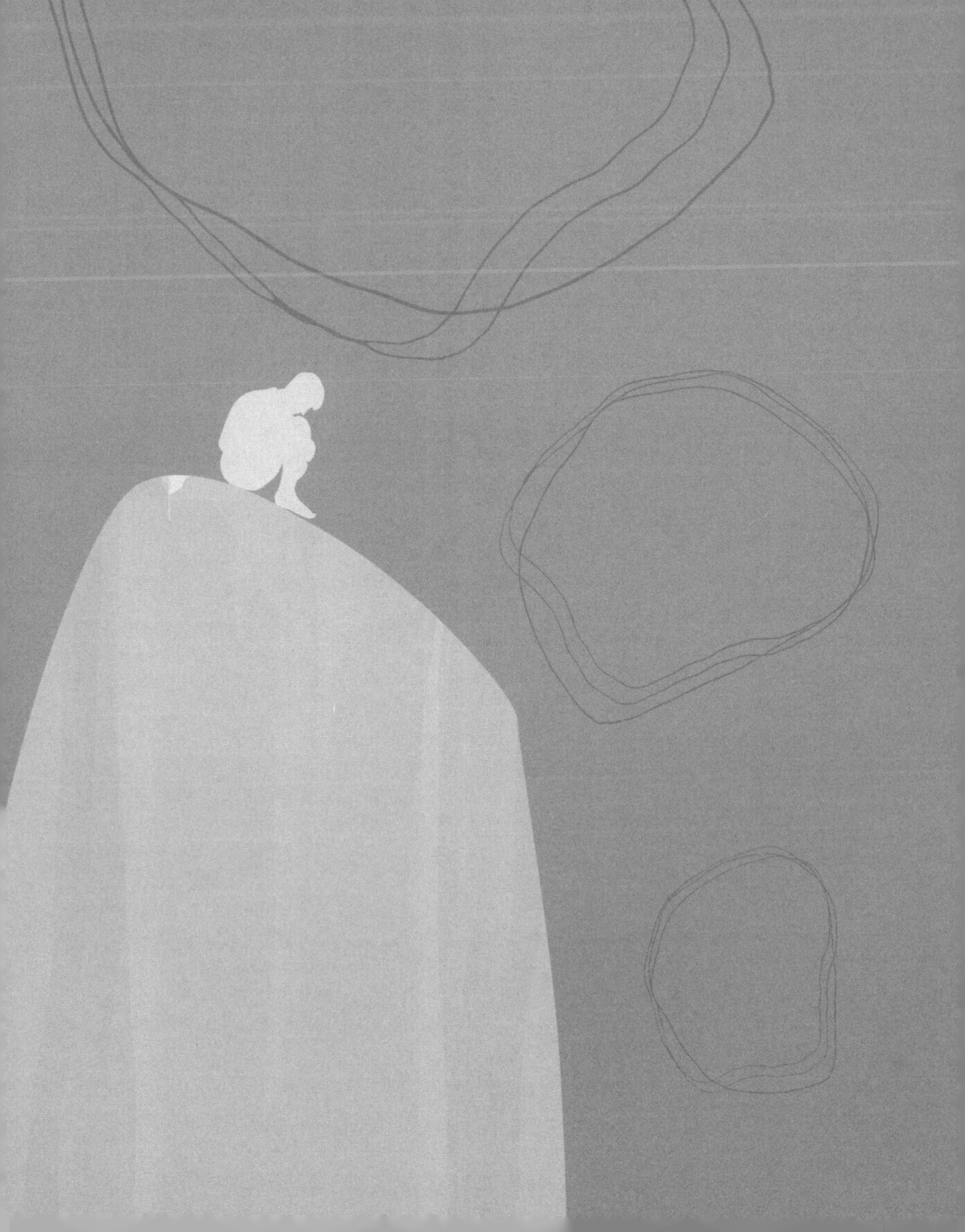

1.成長孩子的視覺尋求，視知覺（Visual Perception）敏感的孩子

在YouTube頻道《Rowoon's Family Diary》中，路雲爸爸為了讓兒子路雲的自閉症好轉與進行治療，和很多的自閉兒家長分享影片，是一位為了孩子認真付出努力的家長。當中一部影片是《重症自閉兒路雲的刻板行為（stereotyped behavior）與視覺尋求的影片》，影片中，路雲從爸爸手中拿到木塊後就不停轉動。

看見此一情況後，爸爸便喊兒子路雲的名字，但路雲卻沒有任何回應。在另一部影片中，路雲獨自坐在沙發上拍手玩耍，雖然有回應爸爸的呼喚，但視線與注意力全都在自己的手上。

刻板行為
（stereotyped behavior）
左右反覆搖晃上半身，或者手或手臂反覆上下移動的行為，持續重複相同的動作。

「視覺尋求」是什麼意思呢？

所謂的視覺尋求是指利用視覺的身體遊戲。

與視力優劣無關，指把視覺上收到的資訊與場景輸入腦部的過程中發生錯誤。主要是在顏色與行動強烈，或是有速度的物體、動態的視覺資訊輸入腦部的過程中，因為同時接收大量的資訊導致負荷過度，所以只會沉浸在自己專注的影像且重複相同的動作。

另外，很多自閉兒都會有些許的眼震（Nystagmus）。眼球震顫（Nystagmus）或瞳孔顫抖是指眼睛不自主往返運動的症狀。（出處：維基百科）

眼球不自主運動，為了修正不成熟的神經系統，也會做出「自我刺激」的行動。而且會沉浸在那種感覺當中，自己一個人玩的時間也會增加。

這個「視覺尋求」會一直陪伴著孩子，孩子獨自一人的時候、什麼都沒做的時候、孩子坐著等待的時候、在車中移動的時候等，主要在「無聊且覺得枯燥乏味」時最常出現，而且在長時間集中注意力的課程中也會出現。

小朋友剛才明明還和我一起拍手說「太棒了！」且模仿我的行動，不到幾分鐘就像是有一道「看不見的牆」隔離我們，讓他看不見我。這種時候就會覺得自己在演獨角戲。

我剛剛只是口渴喝一杯水或是拿出幾張上課用的卡片而已，它們在你腦海中刻印了什麼樣的記憶，舉起雙手且皺眉頭後，突然反覆站立、奔跑和跺腳。

為了讓你把視線轉移到我身上，我拿出了餅乾，
我彎曲又伸直你的手指，
抓住你的雙臂晃動，透過「滿足前庭功能」轉移你的注意力。

被遠處的玩具汽車的輪子或窗戶照射進來的光吸引的孩子，再次看著我且露出了笑容，我必須把握機會繼續上課。

——作者的日記「目前在進行開口說話的課程」

「視覺尋求」的種類相當多樣化

主要以動態的事物居多。

• 關開門

- 沖馬桶
- 重複關開自來水
- 關開玩具的蓋子
- 玩具排成一列，來回走動觀看
- 反覆用眼睛靠近後又遠離看著有重複圖案的玩具
- 從指縫看著透過窗戶照射進來的光線
- 眼睛閉一半看、斜眼看
- 躺著往上看
- 躺著側視
- 在對方的臉前面前後走動觀看
- 反覆觀看會動的玩具
- 反覆觀看同一本書的特定頁面

所以偶爾家長會針對此一行動進行諮詢。

「老師，我們家的孩子會一直沖馬桶的水，剛開始我們都把廁所的門關起來，現在他會自己開門進去，而且一直沖馬桶的水。因為他不是使用馬桶的水惡作劇，我們就沒有刻意限制他，但他現在連在學校和發展中心也會去沖廁所的水，不管去哪他都會先跑去廁所。」

這次是剛就讀小學的小俊媽媽提出的煩惱，延後一年就讀國小的小俊已經九歲了，小俊的身材高大，已經和媽媽差不多高了。他的力氣也很大，躺在廁所前和媽媽拉扯幾乎可說是每天的例行公事，最後媽媽都拿他沒轍，只好任由他沖馬桶的水。

「小俊媽媽，為何小俊會一直去沖馬桶的水呢？」

「嗯……是因為沖水很有趣嗎？因為按下按鍵就會沖水嗎？」

「對，小俊只是按下按鍵而已，但感覺就像是水因為自己操控而消失不見的吧，某個東西消失不見讓他獲得大大的感足感。而且像小俊這種對視覺敏感的孩子對會動的東西非常感興趣，因為他們會反覆進行且把它當作一種遊戲，但這些遊戲都只會持續一段時間，以前小俊會玩關開門的遊戲，現在是否還會呢？」

「啊，仔細想想他最近幾乎不會玩關開門的遊戲了，小俊要開門時也都會先看一下我，就像是要先取得我的同意一樣。」

「沒錯，很神奇的是，他們只要專注於一種遊戲，進行另一種遊戲的頻率就會降低。現在沖馬桶水的遊戲也一起尋找方法解決吧，如果連這個方法也行不通，那就得尋找第二個方案吧？」

該做什麼？不該做什麼？

1）禁止電視、手機、有聲書等燈光刺激、場景更換快速會刺激視覺的物品。

孩子從視覺上接受的資訊太多，瞬間的場面比起對廣闊世界的體驗，只會帶來視覺刺激效果。

美國的兒科學會建議「不能給小孩看電視，特別是絕對別讓二歲以下的孩子看電視」。

2）練習爬山或登上高處眺望遠處。

（練習兩邊放著玩具或餅乾，從中間觀看遠處）

不是使用「幻眼管」看很多事物、也不是看近處，而是為了訓練從遠處看，把廣闊的背景納入視線的習慣。

3）使用雙手捏麵團或軟軟的刺激物，多進行訓練小肌肉的遊戲。

視覺尋求同樣也是一項遊戲，如果有父母親陪伴使用其他刺激物喚醒感覺的遊戲，互動就會變更久和更好吧？

使用黏土的製作：

●刺激小肌肉與腦部，同時協助讓腦部獲得安定。

（可參考市面上出版的相關圖書）

——使用環保黏土製作比較安全，避免使用火藥產品。

——食用黏土製作材料：麵粉、食用油、鹽、食用色素。

——混合麵粉、食用油、鹽、食用色素製成麵團。

——陪同孩子一起進行，同時嘗試交談，讓孩子感受到樂趣。

——製作好後使用烤箱烤來吃。

4）藉由爬樓梯、上坡、踢球、扔球等消耗身體的能量，進行用眼睛觀看，手、腳移動的協調運動（為了有效的動作模式，整合個別運動系統的能力）的運動。

使用大肌肉的運動必須同時使用視覺、前庭功能（平衡感）、四肢的肌肉才能辦到，藉由健康的運動降低聚集在視覺上的遊戲功能，以及適當消耗能量，對自閉症孩童的睡眠也會有很大的幫助。

視覺尋求同樣也是進入眼中的影像與腦部區域的不均衡所造成，因此無法完全消除，但可降低頻率，並且自行調整。請讓孩子明白和媽媽、治療師、其他朋友一起玩會比自己玩更有趣。

就算需要花費很長一段時間，只要孩子明白和其他人一起玩遊戲比自己玩更有趣，孩子就會主動說要一起玩，因為他們將會認識具備「趣味」與「樂趣」的遊戲。

視知覺敏銳的孩子

可瀏覽 YouTube 影片，YouTuber 語言治療師 slp I-Hae

視覺尋求的孩子，視知覺敏銳的孩子

2.成長孩子的聽覺尋求，聽知覺（Auditory perception）敏感的孩子

潤娥是七歲的漂亮孩子，經常穿公主裝來上課，還會向我討抱。她很愛撒嬌，笑聲也不會間斷，特別是使用有聲書時更是笑得合不攏嘴。

潤娥只要開始碰有聲書，大概會有三分鐘的時間都沉浸在自己的世界，如果為了上課而請她把書還給我，她會突然生氣，我至少都會說三次。

「潤娥，現在把書交給老師吧。」

「潤娥，老師現在要把書拿走了。」

然後就必須等待，等孩子都玩好後就會自己交還玩具，如果不等孩子自己把東西交出來，她就會在上課途中突然大哭，因為大人不懂自己的想法，所以我都會等待。

和潤娥上課前我需要做一些準備，就是把潤娥喜歡的有聲書放在架子上，把書放在潤娥看得見但拿不到的位置，那樣潤娥就會走過來拉我的褲子，剛開始我會裝作不知

道，然後那孩子就會靜靜地說：

「老師，請給我書。」

「嗯，原來潤娥想看書呀，潤娥妳去拿吧。」

我話一說完，潤娥就伸出手想要拿有聲書，但因為手不夠長，觸碰不到書。

「老師，請幫幫我，抬我起來。」

「潤娥，妳的手碰不到嗎？原來是這樣呀，老師幫助潤娥，老師抱潤娥。」

接著我把潤娥抱起來，讓潤娥用自己的手拿書。

把書放在架子上後發生什麼事呢？

第一，孩子主動對我表達慾望。

第二，引導非誘導的自主。

第三，自己提出要求獲得結果，孩子的成就感與自信就會上升。

第四，老師不是無條件說「不行」的人，而是成為只要使用語言表達就能理解自己內心的人。

第五，反覆的成功經驗能讓孩子認為自己應該也向其他人使用語言表達。

其實潤娥在使用有聲書進行聽覺尋求玩樂，她只會反覆聽一樣的部分，沒有任何互動，而是喜歡自己按下特定的按鍵。這種時候為了能進行互動的遊戲，我會讓孩子練習一起聽歌。

自閉、發展障礙、注意力不足過動症（ADHD）互動遊戲方法

首先，老師拿著有聲書，孩子應該會想要玩吧？但老師必須拿在手上，而且要緊緊抓著不放，接著和孩子一起看圖片和指著圖片。

「你好，獅子？」

「你好，獅子？」

如果孩子主動跟著唸，就跟孩子說可以用手按下按鍵，此時孩子應該會想要自己拿有聲書，老師應該予以制止，讓孩子在老師拿著的狀態按下按鍵，或許孩子會哭或把書扔掉。

若是發生這樣的狀況，請先暫時遠離書本，並且等待孩子。

「如果你哭，就不要玩了；如果你扔書，就不要玩了。和老師一起玩吧。」

三分鐘後孩子心情變平靜時再拿起有聲書。

「獅子。」

「獅子。」

「表現得很好，請按下獅子吧。」

但孩子卻想要按自己喜歡的豬，此時要抓住孩子的手讓她按「獅子」的按鍵，然後拍手給予稱讚。

「潤娥按了獅子耶？非常棒。」

我還給了孩子一個餅乾或軟糖，是老師用自己的手去按下按鍵，但孩子被稱讚後心情變得很好，而且還有點心。如此一來孩子就會想要乖乖聽老師的話，認真去按下按鈕吧？雖然有點像是騙人的把戲，但要讓孩子明白現在是一起學習與按下按鈕的時間，使用孩子喜歡的有聲書一起玩遊戲，並培養成可教導動物、語言、擬聲擬態語的多元化遊戲。

敏修的故事

敏修是一個可愛的六歲男孩，總是用圓圓與漂亮的頭型與雙眼讓我覺得很開心，不過敏修有一個很引人注目的習慣，那就是摀住耳朵。

起初只有發出吵雜聲時會摀住兩邊的耳朵，因為他的聽知覺很敏銳，後來他連去新的地方也會摀住耳朵，而且面對新的人物或場所的變換也一律都會摀住耳朵。最後摀住耳朵變成是一種否定的行動。

大概是看見孩子摀住耳朵的人曾對他這樣說：

「嗯，敏修你不喜歡這個嗎？」

因為大人不再繼續強迫，或者家長的反應讓他認為「摀住耳朵就是表示排斥」，敏修把這當作是想迴避時的防禦機制使用。所以除了聽知覺的刺激之外，想要表達排斥時摀住耳朵已經不只是習慣而已，而是固定的模式了。

對這樣的敏修來說，最重要的就是「事先告知」與「握手」。

「敏修，我們要去遊樂園。」

「敏修，我們要去超市。」

事先反覆告訴敏修要先做什麼、要去什麼地方，以及人物的變化，讓孩子有時間做好心理準備。

另外，移動時要讓敏修的一隻手拿著玩具或餅乾等，並且握住他的另一隻手，如此一來自然就能防止他下意識用手摀住耳朵。

敏修已經習慣到新的場所就會摀住耳朵，就連他自己也不清楚原因，所以要引導他把雙手用來做其他事，讓他忘記摀住耳朵這件事。

敏修來上課時教室的氣氛又不太一樣，我會刻意把敏修討厭的有聲書和會發出聲音的玩具放在教室地板上，這樣敏修一進教室就會想要摀住耳朵，我則在一旁笑著迎接他。

「你好，敏修。」

敏修摀住耳朵，所以沒聽見我在跟他打招呼，他先是來回走動，接著使用雙手清理玩具，把玩具扔到遠處去。我走向敏修抓住玩具和敏修的手問：

「敏修，你不喜歡玩具嗎？」

「不喜歡。」

「那麼敏修，需要老師幫你收拾玩具嗎？」

「老師，請幫我收拾玩具。」

「很棒，敏修，要老師和你一起整理玩具嗎？」

「老師，一起整理玩具吧。」

敏修自己放開摀住耳朵的雙手，開始整理玩具，他不會像剛才一樣亂扔玩具，而是待在原地和老師一起整理。

他跟著老師一起說話，學會使用語言表達「討厭玩具時該怎麼做」，而且還學會各種方法表達，也學會一起整理就能輕鬆與迅速完成。

常識小教室

聽知覺和聽覺不一樣，如果說聽覺是聽聲音，聽知覺就是「聽覺資訊處理能力」。

我們在路上和朋友交談時，所以能從路過的汽車聲、人的聲音、天空的飛機聲、小狗汪汪叫的聲音、風吹時樹枝晃動的聲音中聽懂對方說的話，就是因為「聽覺資訊處理能力」的關係。

聽覺資訊處理能力會區分朋友的聲音，提升專注力傾聽內容，同時在腦部思考，讓我們能迅速做好回答的準備。

但聽知覺較弱的孩子在這方面的表現較差強人意，因為他們對所有聲音都很敏感，所以很難在大量的噪音中分辨出媽媽的聲音，就算是非常小的聲音也會立刻產生反應，這是因為腦部與神經對大量的聲音變敏銳時，引起頻率的變動。

聽知覺較差的孩子會反覆按下有聲書，敏感的孩子很討厭有聲書，雖然並非所有自閉兒的狀況都一樣，但卻有些許的共通點。

聽知覺的相關治療

雖然有音樂治療、心理治療、托馬迪斯訓練法、貝拉德聽覺統合訓練、耳骨傳聲器、神經回饋等各種方式，但費用昂貴且難以期待短期內見效，反應也會因個人而有些許差異。

以神經回饋來說，它屬於增進專注力與學習等治療多種合併成的腦波治療，因此期間較長。

神經回饋

測量孩子目前的腦波狀態，降低高度警覺性，提升低落的專注度，培養自我調整的能力。戴上耳機或腦波治療所需要的額頭帶，使用 α 或 θ 等的腦波提升專注力與學習等，是一種合併各種治療的腦波治療。

托馬迪斯訓練法是利用具備各種音域和重複特徵的音樂、聖歌和進行曲等提升孩子的音域和頻率，刺激腦部對擴張的範圍有所認知。使用麥克風與骨傳導清楚聽見自己的聲音，基於此一理由，經常用在治療閱讀障礙的孩子。

貝拉德聽覺統合訓練、耳骨傳聲器和托馬迪斯訓練法差不多，同樣也要戴耳機。

讓孩子適應耳機時，同樣也要給孩子五分鐘的時間，讓孩子明白戴上耳機並不會造成任何痛苦。由於這是必須戴上耳機才能進行的治療方法，最好能讓孩子養成習慣，最近也能租借帶回家裡，不需刻意在發展中心使用，建議在孩子覺得舒適的地方一起進行。

托馬迪斯訓練法（Tomatis Method）

法國耳鼻喉科醫生奧佛帝・托馬迪斯首創的聲音治療法，提高鼓膜張肌和鐙骨肌的調節能力，增進聽力能力、身體平衡（平衡）和大腦的功能。

聽知覺敏銳的孩子

可瀏覽 YouTube 影片，YouTuber 語言治療師 slp I-Hae「禹英禑，聽知覺敏銳的孩子」

莫札特音樂
莫札特音樂 YouTube

葛利果聖歌
葛利果聖歌 YouTube

分列式進行曲
進行曲 YouTube

送給父母親的簡易聽知覺遊戲

在家、在車上、或是移動時，無論身處何處都請讓孩子聽莫札特的音樂、葛利果聖歌和進行曲。

莫扎特的音樂具備各種不同的頻率和音域重複的韻律，和葛利果聖歌一樣是托馬迪斯治療法常用的音樂。

另外，聲樂和古典樂可讓心情放鬆，在晚上對小孩的睡眠也有幫助，啵樂樂和童謠雖然也不錯，但為了聽知覺敏銳的孩子還是選擇前者會比較好。

3.孩子很愛哭，該怎麼辦呢？

距離教室有點距離的玄關傳來小孩的哭聲，過了一會兒，玄關門的被打開，俊勇哭著走進來。

「天啊，勇敢的俊勇來了嗎？老師有俊勇喜歡的軟糖耶？」

我反而說俊勇很勇敢，叫他坐在我的膝蓋上且幫他脫鞋子，因為當時正值新冠病毒疫情期間，俊勇媽媽則趁機幫他量體溫。俊勇拿著我給的一罐軟糖搖晃且繼續哭。

「俊勇媽媽，我和俊勇先去上課了，俊勇，跟媽媽說待會見吧。」

俊勇邊流淚邊向媽媽揮手，然後就跟著我一起走進治療室，俊勇經常哭，從來治療中心第一天開始就哭個不停。

上課至今已經兩個月了，他哭的頻率雖然有減少，但還是很愛哭。小孩哭都有各自的原因，本章的主題是要談論愛哭的孩子。

孩子們為什麼會哭呢？

第一，因為陌生的環境而感到害怕。

治療是新的場所，對孩子來說很陌生，不管是老師或是漫長的上課時間對孩子來說也很陌生。在這種情況下不安感當然會暴增，在和一起上課的老師達到融洽的關係（信賴與溝通）之前，以及從老師身上感受到親切感之前都會一直哭。在明白這種情況並不會傷害與折磨自己之前，孩子通常都會因為不安與恐懼而繼續哭。

第二，必須和媽媽分開的分離焦慮症導致孩子哭泣。

年齡較小的孩子不常和母親分開，沒有看見媽媽就會覺得悲傷和流淚，所以當媽媽去廁所或離開視線範圍時，就會因為看不到深愛與保護自己的媽媽而流淚。

和分離焦慮嚴重的孩子上課時，我都會請媽媽待在門口旁，每當孩子想媽媽而哭時，媽媽都會敲門告訴孩子「媽媽就在外面，媽媽在等俊勇呦」，藉由媽媽的聲音讓孩子放心。就算媽媽不在眼前，只要明白媽媽就在門後方等待，讓孩子明白「物體恆存」（就算物體無法憑視覺看見，理解物體仍然存在的能力）的原理，就能緩解孩子的不安。

第三，因為不想學習而哭泣。

不管是自閉兒或發展障礙的孩子都不是每次上課都很快樂，因為我們的孩子也有自我意識和心情。

就算會給餅乾、稱讚、玩具當作獎勵，但畢竟自己必須進行困難的事，甚至得在老師和／或父母親面前重複失敗直到成功為止，為了學習必須繼續背不感興趣的事物、水果、動物、數字等。

對於長期記憶較差的孩子，也會連續好幾年都專注於學習一個主題，直到他能自己完成為止。因為反覆與吸引興趣的學習會對孩子的學習記憶、工作記憶，與長期記憶造成影響。

第四，因為曾在哭泣後就不需要學習的經驗，所以就哭了。

照顧發展遲緩孩子的父母親通常都會覺得心痛，因為內心背負著非他人造成的罪惡感，一心只想著幫孩子做些什麼事，所以只要小孩哭就會認為是「拒絕」的意思，然後就這樣停止原本要嘗試的事。

發展遲緩的孩子也具備智能，而且也能學習，如果因為哭就能停止課程或提早下課去見媽媽，小孩就會認為「哦，只要這樣哭就行了」。

剛開始會難以分辨且懷疑「我們家的孩子有聰明到可以耍花招嗎？」，隨著孩子年齡增長，其型態與方法也會變得越來越多樣化。

上課時還會突然說去廁所小便，因此學習與上課的習慣最好從小培養，否則孩子隨著年齡增長就會越固執，說不定父母親就需要展現更堅決果斷的態度。

第五，習慣性不管去哪一個治療室都會沒有理由就哭鬧。

這是只有孩子入場時的程序，同時是進入幼兒園、治療室、治療中心、醫院等常見的情況，這種時候如果父母親問說：「你又哭了？很累嗎？」小孩就會真的每次都認為自己很累。如此一來下次如果遇到相同的情況，孩子就會認為很累而自動哭起來。

所以就算孩子哭了，請一定也要笑著對孩子說「好勇敢，表現得很好」，抱住孩子且摸摸他們的頭。如果對孩子的哭泣有所反應，就會讓孩子養成根深蒂固的習慣。

第六，因為真的排斥而哭泣。

哭是學會語言之前的感覺溝通，沒錯，孩子是真的很排斥才哭泣的。請試著感受孩子的情緒，回答「嗯，你很難過吧？」且安撫孩子。

倘若孩子是真的因為排斥而哭泣，就該試著思考一下該治療室是否真的適合孩子？該課程是否真的適合孩子？以及該治療師是否適合孩子。

更重要的是，必須思考孩子是否已經做好上課的準備了，請考量孩子的適應能力，適當地降低孩子的壓力，因為孩子會慢慢長大，久而久之自我調適的能力也會隨著成長。

4. 刻板行為、刻板言語，會慢慢好轉嗎？

什麼是刻板行為呢？

什麼是刻板行為呢？反覆前後晃動身體、手一直動的行動、重複無意義聲音的行動，形態相當多樣化。

奇浩有一對圓圓的眼睛，是一個栗子頭的六歲男孩，最近奇浩媽媽的表情有些黯淡，所以下課後我和奇浩媽媽聊了一下。

「奇浩媽媽，您最近有什麼事嗎？」

奇浩媽媽先是遲疑了一會兒，嘆了口氣便說出自己的煩惱。

奇浩的刻板行為與刻板語音變嚴重了，而且次數也變頻繁了，奇浩的爸爸罵了他很多次。而且他隨時隨地都可能做出觸碰自己性器官的動作，讓家長羞愧到根本就不想帶他一起出門。

奇浩是一個還沒開口說話的孩子，因為呼吸和發聲較弱，所以就從吹笛子、吹蠟燭等呼吸與吹氣開始練習，當他學會吹氣後，就開始練習呼吸搭配發聲。奇浩原本不知道在腹部肌肉施力的方法，我一邊按壓他的腹部，誘導他跟著發出「啊」的聲音，就這樣持續進行了練習。

經過六個月的練習，奇浩的聲音依然很小聲，但已經能唸出單字和二個分詞，目前已經能自己說出「請給我餅乾」、「媽媽，走吧」等，一點一點慢慢進步當中。

每當警醒程度上升時，他就會晃動雙臂或踮起腳尖到處走，自己說話時音量很小，獨自玩耍時經常會對著物品大聲發出「呃呃」的聲音且做出視覺尋求的行為。

另外，孩子在新的場所感到不安時或察覺到視覺上的變化時會摀住兩邊的耳朵，也會埋頭在觸碰性器官所在的褲子部位。

原本還沒開口說話的孩子在語言方面進步且會模仿說話時，從那時候起才會開始進行各種認知與感覺課程，並且讓刻板行為與刻板語言也都消失，因為那是孩子單調運作的腦部開始活躍變化的時期，是腦部無法自己剪枝，必須由孩子、老師和家庭給予協助的時期。

重要的是刻板行為改善課程採用的最佳方法，必須在治療室與家中連續進行好幾個月。

別因為採用的最佳方法未能降低刻板行為與刻板言語的頻率而選擇放任孩子的行為，應該嘗試思考第二方案，因為如果嘗試幾天就放棄，反而會讓孩子的行為變得更嚴重。很多自閉兒的特性都不同，不可能選擇一種方法就剛好適合自己的孩子。

第一，事先告知今天的行程

就算平常的行程都一樣，每當要離開家裡時，會提前一、兩天先告訴奇浩。使用月曆記錄行程，一起觀看且重複說十次左右「明天要去語言中心」，事先預測移動場所時孩子會發生何種變化，並且給予孩子時間讓他做好心理準備。

第二，雙手拿著玩具

如果雙手空置，奇浩會很自然就做出刻板行動與視覺尋求的行為，與其說是奇浩刻意想這樣做，很多時候都是因為長久以來手、手臂、眼睛的肌肉與神經都習慣性那樣做。

已經開口的孩子在課程中使用卡片與球體學習提升認知能力固然很重要，但引導孩子進行從使用玩具的「身體遊戲」中發展出來的遊戲也很重要，就是教導符合孩子發展的「遊戲」。如果對玩具沒有太大的興趣，就把整包的糖果或餅乾交給孩子，誘導孩子嘗試靠自己努力打開袋子，讓孩子使用雙手拿著吃，藉此降低刻板行為的頻率。

第三，必須事先預測狀況

因為沒辦法讓奇浩手上一直拿著東西，請媽媽牽著奇浩的手，然後陪伴奇浩一起玩。請告訴奇浩如果說「漂亮的手」時該做出什麼樣的行動，如果奇浩舉起手想要自己玩，就要立刻說「漂亮的手」適時地提醒孩子。

孩子的刻板行為並非學來的，固著行為通常都是無聊時不自覺出現的，請事先預測且阻止孩子。

第四，請讓孩子穿質感較硬的褲子

奇浩平常都穿有橡膠褲，自閉症的孩子幾乎都穿運動褲居多，不僅活動方便，在廁所穿脫也容易，而且弄髒了也很好清洗。

但如果穿橡膠褲，孩子就不會為了拉拉鍊或扣釦子而使用小肌肉，雖然當下很方便，但孩子進入青少年時期後會變成不擅長使用拉鍊與釦子，也可能發生尷尬的情況。請讓小肌肉變發達，減少專注於刻板行為的時間。

請讓孩子穿上棉褲或牛仔褲等質感較硬的褲子，如果隔著棉褲觸碰性器官，感覺不像穿橡膠褲時一樣強烈。因為刺激的程度降緩，觸碰的頻率也會變少，雖然小朋友也可能把手伸進褲子裡觸碰性器官，但這種時候請使用「第三個漂亮的手」。

請告訴孩子說「奇浩，奇浩的小雞雞很重要，隨便亂碰會很痛」，讓孩子有這樣的認知。

第五，嘗試對話

刻板言語在警醒程度上升時最常出現，孩子在等待室靜靜待著時受到某種刺激，或是自己想各種事情後沉浸在遊戲中會突然叫出聲音，連呼吸與發聲較弱的孩子在發出刻板言語時的音量大到會讓人嚇一跳。

聲音也有很多樣化，有時會使用長音、海豚聲、短而重複的聲音在熟人面前或在公共場所讓人感到驚慌不知所措和尷尬。

這類的刻板言語可透過對話降低頻率。

當孩子說出刻板言語時，如果呼喚孩子的名字「奇浩，奇浩？」，他會很正常回答「是」，完全沒有察覺到自己做出何種行為。這就是從警醒階段調整回到現實，請像這樣提升孩子自我調適的時間。

由於警醒的範圍與時間會漸漸增加，我們必須教導孩子學會根據時間與場所不同自我調適的方法。

這裡所指的對話並非特別、意義深長的嚴肅對話，可以和孩子一起邊吃小熊軟糖邊交談。

「奇浩，你要什麼呢？」

「請給我小熊軟糖。」

「太棒了，你要吃軟糖，奇浩，你要什麼顏色的軟糖呢？」

「請給我紅色的軟糖。」

「太棒了，我給你紅色的小熊軟糖。」

繼續重複這樣的對話也是不錯的方法，語言練習、發音練習、清晰度練習、顏色練習、要求練習，與媽媽的互動、受稱讚等，利用這類單純的對話就能獲得七種以上的效果，可說是一石七鳥。

第六，請一定要感受孩子的心情

奇浩之所以會用手摀住耳朵是「不安感」所使然，另外，甩手大叫的行為是因為「無聊」，看著事物做出視覺尋求或觸摸性器官的行為是始於「無聊」和「迴避」。

最重要的方法就是，能對孩子的心情感同身受。

「奇浩，你很無聊呀！」

請理解孩子的心情與解讀孩子的心，孩子也會明白自己是因為無聊，然後引導孩子一起玩。

「奇浩，和媽媽一起玩積木吧。」

建議無聊時玩遊戲、不安時給予擁抱、做出迴避行為時要面對與分散視線。

就如同上面所說的一樣，所有自閉兒與發展遲緩兒不適用相同的方法，但只要稍微變更一下方法就行了。適合孩子的方法可由父母親、孩子和老師共同思考，一邊適應一邊尋找，在此一過程中獲得的經驗對往後進行任何事時都會有莫大的幫助。

自閉的特徵與行為

可瀏覽 YouTube 影片，YouTuber 語言治療師 slp I-Hae

自閉的特徵與行為有哪些呢？

5. 孩子像鸚鵡一樣，何時才會停止仿說現象（Echolalia）呢？

「我的孩子有障礙。」

各位還記得電影《馬拉松小子》中演員曹承佑飾演的自閉症患者「楚原」吧？電影中讓人印象最深刻的應該是楚原在地鐵站時觸碰女性的斑馬紋裙子，結果被該位女性男友打的場面。在此一過程中他依舊在談論著斑馬，後來楚原的媽媽出現且抱住他，楚原一直重複模仿媽媽說的話，這就是所謂的仿說現象，也稱為鸚鵡式仿說。

仿說現象的種類

根據時間分類

●立即性仿說（immediate echolalia）——立刻模仿他人說的話。

●延後式仿說（delayed echolalia）——在其他場所或情況下模仿先前聽過的話。

依照彼此的狀況交流而分類

有對話式仿說與非對話式仿說兩種。

自閉兒如果先前口渴時曾聽人說過：「要喝果汁嗎？」再次覺得口渴時就會重複說：「要喝果汁嗎？」

為什麼會做出仿說的行為呢？

第一，耳朵聽見的聲音沒有經過大腦解析等一連串的過程就直接說出口。

這就是「立即性仿說」的一種，當媽媽大聲說「我的孩子有障礙」時，楚原沒有經過思考就立刻模仿做出的行動。想要避免孩子說出立即性仿說，就該在最後強調孩子該說的回答。

老師——你好，亞敏？

亞敏——你好，亞敏？

老師——你好，亞敏？是！！！

亞敏——是！！

第二，因為無法理解問題，所以模仿聽過的聲音。

語言的構成要素大致上分為形式、內容、語用（符合情況的語言），如果再分為兩種，有接收語言和表達語言。

接收語言是指理解對方說的話，表達語言是使用語言表達自己的需求。

自閉兒多半都是在能理解對方說話的接收語言方面能力比較不足。

就算孩子會自己說「請給我餅乾」，卻無法理解對方說的「要去超市嗎？」這句話所代表的意義，所以才會模仿跟著說。

第三，因為覺得自己聽見的聲音很有趣，所以才會重複模仿。

喜歡飛機的自閉兒當電視上出現飛機時就會記住且跟著模仿，就算是不喜歡的聲音，如果聲音對孩子造成打擊或留下深刻的印象，他們也會一直跟著模仿。

以還沒開口說話的孩子來說，父母親會認為孩子模仿無意義的聲音只是刻板言語；已經開口說話的孩子說出仿說時，看起來就像是對語言感興趣，自己開始練習發音一樣。所以在語言的流暢度提升之前，有些家長都會選擇靜靜觀察這類的仿說。

仿說同樣也能視為是孩子開口說話的一種方式，孩子在上語言啟發課程且經常模仿時的時期，不需要刻意去限制孩子們的仿說。所以這個時期的孩子使用的是仿說呢？或者只是單純重複說出學過的話呢？其實有時候也很難分辨清楚。不過，「模仿」後的課程是「回答」，此時就能進行分辨。當我們提出問題後，必須確認孩子是否有回答，是否有模仿我們說出同樣的話。

另外，說話流暢的孩子也經常會說出仿說，當自閉兒的語言變流暢時，為了消弭說話（聲音消失的）的物理特性與不安，會持續重複說一樣的話。

「媽媽，我們去藥局買維他命吧。」

「媽媽，我們去藥局買維他命吧。」

當小孩說話已經很流暢，持續出現重複的語言時，為了消除不必要的語言，要進行減少仿說出現頻率的課程。想學習與對方互動自然交談的方法時，通常也會進行減少仿說的課程。

昭賢的故事

昭賢目前五歲，是一個非常可愛的雙胞胎女孩，昭賢很愛說話，但卻是只顧一直自說自話的孩子。

昭賢看著我這樣說：

「各位，我們過去那邊吧！我們來開生日派對！幫我唱生日快樂歌吧。恭喜！謝謝，各位快過來，好好玩。」

她就這樣看著我自言自語後又突然走過來說：

「請給我蠟燭。」

「昭賢，要幫妳吹生日蠟燭嗎？」

「請給我蠟燭。」

其實我無法參與昭賢的遊戲，我就像是旁邊的背景一樣，昭賢把從電視上看過的《啵樂樂的生日派對》的內容全都記起來了，她都自己一個人在玩，如果有需要時才會跟我說話。我就像是被當作她為了完成某個目的所使用的「方法」與「工具」，而不是有互動一起玩耍的人。

「昭賢想要蠟燭嗎？那就必須跟著老師一起說，老師，我們一起開生日派對。」

昭賢只想要默默拿走蠟燭，她平常只會模仿電視的聲音，從來不曾模仿過其他人說的話。這段日子以來沒有理由、也不需要刻意去模仿他人說話。

我舉起手把蠟燭放在高處，昭賢一直盯著我看。

「老師，我們要一起開生日派對。」

「老師，我們要一起開生日派對。」

「好，一起開派對吧，沒問題！」

「沒問題！」

我同時教導昭賢模仿和回答，只要教導對情況的記憶與回答的方法，孩子學會運用後，下次遇到相同的情況時就會使用。

仿說的孩子發音功能很好。

雖然會不斷地模仿，但發音好是值得慶幸的一件事。與其對仿說抱持負面的觀點，最好能掌握孩子在何時、何種情況下，以及使用方式，降低使用頻率後教導正確使用對話氛圍的方法。

自閉兒童的仿說

可瀏覽 YouTube 影片，YouTuber 語言治療師 slp I-Hae

自閉兒童的仿說、立即性仿說、延後式仿說、使用仿說的原因、戒掉仿說

6. 孩子的IQ是75，學習不太順利

自從開學後，我們發展中心經常能聽見嘆氣聲。

「老師，善律的學習進度不太順利，讓我很擔心，他明明應該知道，但卻拿其他卡片，不管怎麼樣他都應該要能分辨出自己最喜歡的草莓和香蕉才對呀，他的表現太不理想了，老師，善律的腦袋不太靈光吧？」

善律是從比較遠的地區搭火車來的，來回車程需要四個小時，一個星期上一次課。第一次上課時，善律媽媽看見孩子學我說話時，表示先前都沒發現自己的孩子這麼會說話，而且還忍不住落淚。我也完全沒料想到善律從第一堂課開始就能跟上進度。

其實善律是一個有高度戒心的孩子，第一堂課讓我相當傷腦筋，我有一個小時左右的時間都在揹哭泣的孩子且給予安撫，今年六歲的善律身材和七歲小孩一樣高大，而且身體非常健康，所以當時我揹到汗流全身。我花了一個小時的時間才讓那孩子恢復平

靜，接著我開始使用善律喜歡的餅乾和玩具確認他的語言發展狀況。

「老師，請給我餅乾。」

「葛偶餅岡。」

「老師再給你餅乾嗎？」

「腦資，再葛偶餅岡。」

「餅乾好吃嗎？是，很好吃。」

「是！再葛偶餅岡。」

「表現得很好，善律，餅乾在這裡。」

「奏裡，餅岡。」

善律開始跟著我一起說話，慢慢變成能說出完整的句子，也會開始使用語言表達需求。我和善律進行啟發語言課程已經半年了。

當孩子還沒開口說話時，父母親最擔心的就是孩子何時才會說話，小孩開始跟著說話後，則會開始擔心孩子何時才會主動說話。

小孩能主動說話後，父母親則希望孩子的認知與使用句子的語言能力、閱讀、認字等學習能力能像一般小朋友一樣進步。

善律也是一樣，母親最擔心的就是開始跟著說話的孩子何時會自己要求說要吃草莓，以及何時能自己選出草莓的卡片。

人類的腦部不是只有一個區域而已，會統合語言、認知、情緒、感覺、方向、身體等很多發展部位後連結在一起，因此，若是「孩子的腦部」藉由開始說話達到語言發展，必須藉由腦部醒來的時間，透過學習刺激一起醒來的感覺，並且等待。

如果對孩子的學習過於急躁，孩子們就會出現排斥的反應。無法避免的重複學習會讓孩子一想到「讀書」，就會出現「明知道卻裝蒜」的情況，因為先前已經有過只要假裝自己辦不到，大人就不會要求自己去做的經驗。

因此，自閉兒的學習最好先從喜歡的事物開始，然後慢慢擴展領域，畢竟所有的小孩都喜歡自己覺得有趣、有興致的事物。

以善律的情況來說，大概在開口說話前都會自己拿擺放著的草莓和香蕉吃吧。

但我在誘導孩子使用語言表達的時期，都會把草莓和香蕉放在善律無法觸及的位置，必須誘導他拜託別人，或是自己對目標發出聲音。

當這樣的學習一個個累積起來後，孩子的腦部就會學習下列的認知：

「啊，我發出聲音後，媽媽就會給我草莓耶？」

「只要我說草莓，媽媽就會把草莓拿給我耶？」

「如果我說不要，媽媽就會停止動作耶？」

這樣操作的資訊會從短期記憶儲存為長期記憶，儲存為長期記憶的詞彙很快就會依照孩子的需求與狀況使用，這就是主動開口說話流暢度最明顯的時期。

為了讓自閉兒進行認知上的學習，最好以孩子喜歡的事物開始，然後再一步步拓展領域。

從善律喜歡的草莓卡片開始，慢慢增加為葡萄卡片和草莓卡片，再變成學習葡萄、蘋果和草莓卡片。

最好能在孩子對分類有所認知，斟酌會跟著進行的時期後去安排學習的時間，每次學習時別忘記給予最棒的獎勵與稱讚。

談談發音的部分吧？

開始說話的小孩當中，有些孩子的發音不太漂亮。

「媽媽，一起走吧。」

「某媽，一幾帚吧。」

這段時期父母親在意發音大過於平均語句長度，非言語溝通自閉兒開口的時間比一般正常發展的還是更晚，正常發展時期必須使用的肌肉與神經都沒有發展、也不夠粗、也沒有獲得加強，更別說是使用了。那這些部分當然就會不夠成熟。

想要讓發音變好，多唸、多跟著說，透過有規律的口腔按摩，放鬆與訓練口腔肌肉與神經是很重要的，發音必須多使用舌頭、口腔、下巴等發音器官才會變好。

而且在發展中心上課時，我也曾教過一名切除舌繫帶的孩子。

平均語句長度（MLU）

各句子中包含的平均單詞或語素數
←特殊教育學用語詞典→
（舉例來說，如果根據分詞計算語句長度，「去外面吧」「媽媽，一起走吧」＝去／外面吧／媽媽／一起／走吧＝平均分詞長度5／2＝2.5）

舌繫帶手術

舌繫帶是指舌頭下面中間豎立的長皺紋形態的韌帶，舌繫帶太短就是先天性舌繫帶過短症，我們一般都稱為「舌繫帶過短」。舌繫帶太短會導致舌頭的運動受到限制，藉由舌繫帶手術切除（雷射或手術刀）後，就能讓舌頭靈活運動。

但不需要因為發音不佳就盲目進行舌繫帶切除手術，最好是在醫院提出建議後再考慮是否要進行手術，重要的是，在進行舌繫帶手術後，還是得進行發音治療。

學習認知的上升與主動是腦部的學習量，必須藉由跟著一起進行、模仿、牙牙學語填補學習量才能完成。

使用語言溝通的孩子必須完成自動、發音、認知，以及補足分量後才算完成，不管是一百次或是一千次，請和孩子共同反覆練習，因為孩子會一直持續成長。

我們的孩子是這樣成長的

下列是與筆者相識後共同努力的家長們的問答內容。

發音治療

糾正兒童的發音（使用語言溝通）中出現的錯誤音素，或減少認知錯誤的發音（使用語言溝通）錯誤模式的治療。

〈幸福的公車司機：柳燦的故事〉

柳燦是一個充滿好奇心的孩子，他特別喜歡會發出響亮聲音的物品，像是外面的公車、汽車、摩托車，家裡的吹風機、吸塵器、手錶，而且他也很喜歡可愛的圖畫，所以他會很認真觀看有小朋友的書或有蝸牛的圖畫，然後就依照自己的風格畫畫，他在這方面有相當優秀的才能。

柳燦在視覺上的觀察力與記性都非常好，他會使用螺絲起子拆解有興趣的物品，也會描繪物品，也會發揮想像力畫出新穎且纖細的圖畫，每次都讓我覺得很驚豔。

雖然他都一直執著於自己想像中的圖畫，這樣的固執讓人覺得很可愛，但只要在一旁陪他玩，稍微引導他的話，他通常都能在短時間內使用新的人物與新的架構填滿整張紙。

剛開始和柳燦一起上課時，柳燦都是以非常緩慢的速度說出以名詞為主的單字，或者跟著說話時都會慢一兩個拍子，就像是腦部的語言程式無法立刻連結上的感覺。

和他進行遊戲語言治療的一年中，我和這孩子在情感方面累積了相當程度的共鳴，我把治療內容分為三十分鐘是柳燦喜歡的課程，二十分鐘是跟著唸一本書的課程。

雖然他也曾排斥學習，但自從他把課程視為是開心的遊戲時間後，每當走進教室，他就會立刻拿出紙張和鉛筆盡情發揮自己的實力，開心地享受畫圖的樂趣。

閱讀時也會先以孩子喜歡的內容與圖案為優先，柳燦主動拿書說要閱讀的次數也慢慢增加了。

柳燦藉由語言課程和心理共鳴課程，學會使用語言表達自己的感情、心情、慾望、不滿等的方法，平均語句長度、速度、節奏等都有非常大的進步。

語言課程的方法

柳燦──小孩，小孩，睡覺。

老師──柳燦，小孩睡覺嗎？柳燦也睡覺吧！

柳燦──小孩睡覺，柳燦睡覺，乖乖睡覺的小孩真可愛。

老師──乖乖睡覺的小孩柳燦真可愛。

（練習把書中的文字、內容運用在現實生活中）

心理共鳴課程方法

柳燦——（大聲吶喊）大聲吶喊是不對的，請原諒我。

老師——對，大聲吶喊會很吵，柳燦心情不開心嗎？

柳燦——心情不開心，大聲吶喊。（大聲吶喊）

老師——嗯，原來柳燦不開心呀，所以才會大聲吶喊。柳燦，大聲吶喊完後就告訴老師吧，老師會等你的。

因為心急，所以需要用更豐富、更細膩的語言來填補表達方法，即使如此，他還是在一年間展現暴風般的成長，他真的是一個很棒的孩子。

柳燦媽媽和柳燦爸爸很關注孩子的課程，平常諮詢時都會一起進來教室，他們常和我談起在家發生的事、和朋友之間發生的事，以及在家的各種變化。

雖然一個星期有兩堂課程，但每次柳燦媽媽和爸爸都有很多疑問，像這樣經常談起孩子事情的父母親很少見，由此可見他們是真的很關心且深愛著柳燦。

我對柳燦的爸爸和媽媽提出了幾個問題。

作者）孩子第一次進行特殊課程的契機是什麼呢？醫院提供何種建議呢？

柳燦爸爸）柳燦一直到四歲為止都只會媽媽這個單字而已，其他單字都無法發音，通常就算發音不正確，至少也都是牙牙學語的狀態，但他卻省略了牙牙學語的階段。所幸他會叫媽媽，也沒有身體上的缺陷，於是我們從網路上找到了專門治療機關。四歲時去醫院接受檢查，診斷結果說他的發育比同年紀小朋友慢大約二年。因為他的發育太慢了，而且診斷出是重症障礙，我們也申請了身心障礙卡，幸虧自閉症算是輕微。

作者）他是幾歲開始進行特殊課程（治療）的呢？是否有同時進行的課程呢？

柳燦爸爸）四歲左右，每星期會去東灘的○○醫院進行一次語言治療，就這樣維持了一年，但語言能力沒有明顯的改善，於是我便認為應該去找其他治療機關。

作者）接受特殊課程（治療）後，對孩子最有效果的是哪一點呢？

柳燦爸爸）五歲時去東灘的〇〇中心上課，好像開始有正向的變化。治療中心的課程對孩子心理層面產生很大的共鳴，課程也有堅持的部分，雖然孩子剛開始很排斥，但後來他還是有乖乖遵循老師的上課方式，這是變化的開始，孩子在語言或社交層面都有正向的變化。

我們同時有在烏山市〇〇中心接受語言治療與遊戲治療，每個星期上一堂課，老師們完全採取和小孩一起玩遊戲的方式，雖然我不認為課程對學習有太大的幫助，但因為有經歷多名老師的指導，對培養社交性似乎有幫助，課程持續了大約二年左右。

作者）是否有讓孩子明顯成長與發展的學習呢？在家是否特別嘗試或特殊的興趣呢？

柳燦爸爸）我們孩子喜歡畫圖，也喜歡使用螺絲起子分解和組合玩具，我會稱讚他喜歡的東西，也會鼓勵他表現得很好。

作者）養育孩子時是否有制定基準，或是相信孩子可做到的可能性？

柳燦爸爸）其實孩子差不多要上小學時，我只希望他只要有一般正常發展的程度就好，但現在我家孩子似乎需要更久的時間，就算成長的腳步比較慢，但希望他能健康成長。

作者）您有什麼話想要對相同處境，或是正在養育孩子的父母親說呢？

柳燦爸爸）教養發展遲緩孩童的父母親，一定會面臨沉重的壓力，但父母親若覺得有壓力，對孩子來說也會有不好的影響。希望你們能多等待孩子，在現在所能做的範圍內盡全力就可以了。

第 3 章

老師指導的
簡單家庭學習

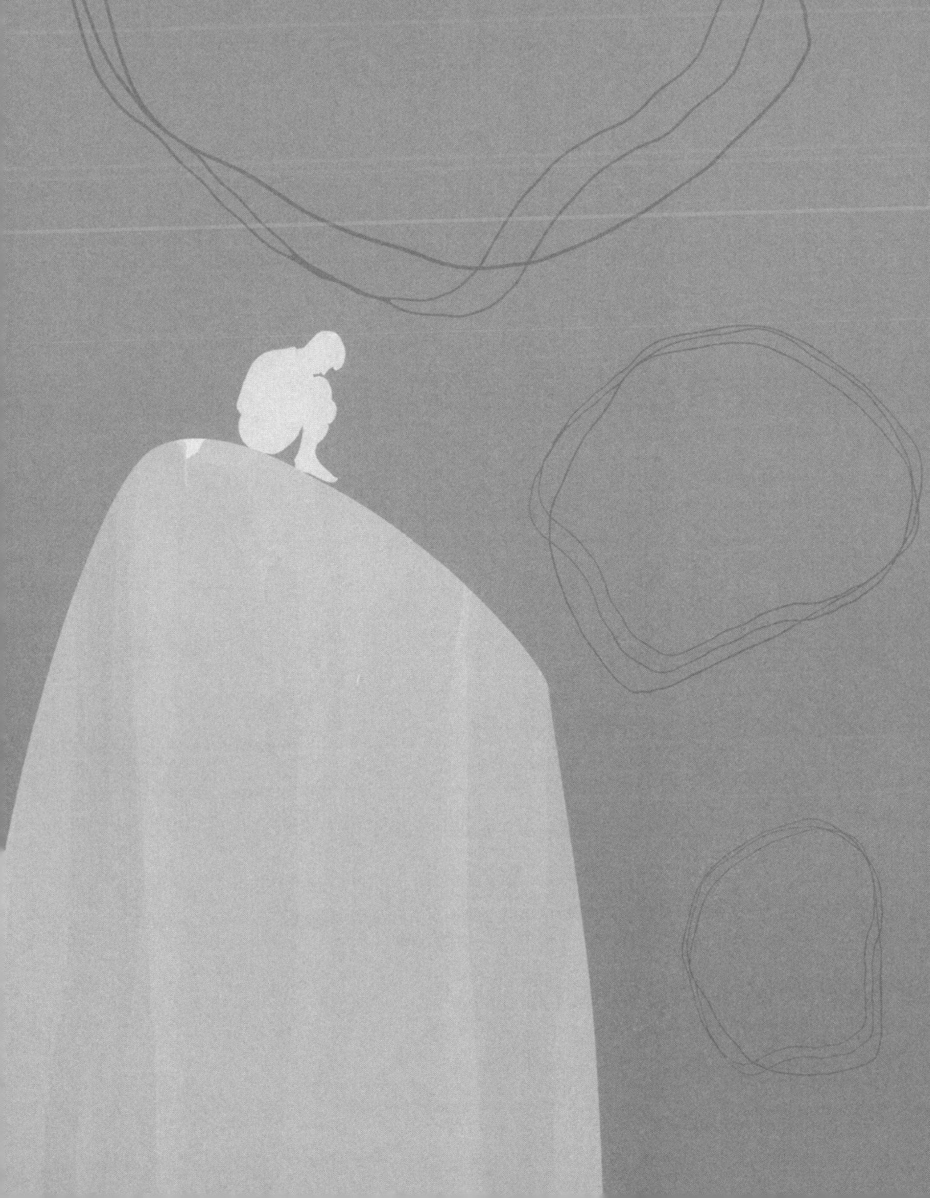

1. 口腔按摩

和語言治療師一起進行口腔按摩

1）**活動名稱：口腔按摩**

2）**活動概要**

＊需要時間：每天一～二次，二～五分鐘

＊準備物品：塑膠手套（矽膠刮舌刷、棒棒糖）

＊參加人數：家長一～二名

＊難度：中，低

3）**活動目的**

放鬆口腔內的肌肉與神經肌肉，刺激舌頭與唾腺，讓條件反射與嘔吐反應等口腔內的感覺功能順利進行。另外，提升舌頭的活動性不僅對攝取食物有幫助，也有助於提升語言功能。

4）順序

1. 和孩子面對面坐著，讓孩子看一下塑膠手套，輕輕拍打孩子的嘴唇。告訴孩子「現在要按摩嘴巴！」，讓孩子知道將要進行「口腔按摩」。
2. 家長戴上塑膠手套，讓孩子觀看家長按摩自己嘴巴的畫面。笑著告訴孩子「不會痛」、「都完成了」，藉此讓孩子消除緊張。
3. 戴上新的手套，指示孩子張開嘴巴發出「啊」的聲音。
4. 使用食指在上嘴唇與上牙齦間來回移動，用手指按摩牙齦。（剛開始以按摩門牙和牙齦為主，等孩子習慣後再按摩內側臼齒的牙齦。）
5. 使用食指在下嘴脣和下牙齦之間來回移動，用手指按摩牙齦。
6. 唱《小蜜蜂》、《三隻熊》等孩子喜歡的歌曲第一段，邊唱邊按摩。
7. 用食指按摩上顎和口腔上方的牙齦。（孩子可能會閉上嘴巴咬住家長的手，因此要使用另一隻手抓住孩子的雙頰，讓孩子保持張開嘴的狀態。）
8. 使用手指按摩底下牙齒的牙齦。（如果孩子強烈反抗，那就停止。）

9. 使用食指按摩舌頭的上方和下方，以及舌頭的內側。（手不能伸進太深處，有嘔吐反應是自然的反射反應，按摩口腔的同時，繼續唱完童謠第二段。）

10. 如果無法按摩舌頭時，使用矽膠刮舌刷和棒棒糖練習讓孩子練習舌頭左右移動。

5）注意事項（父母的角色與安全事項）

- 如果孩子一開始就對口腔按摩有排斥反應，或是看起來嚴重不安，那就請家長先示範一次，並且說「接下來就輪到〇〇囉！」，但不要直接開始。
- 當孩子的不安程度降低時，讓孩子戴上塑膠手套，然後嘗試讓孩子把手指伸進家長的口腔內按摩，之後就幫孩子進行口腔按摩。
- 進行四、五次，若發現牙齦上有食物殘渣，代表孩子的咀嚼運動有困難，建議讓孩子改變成合適的飲食生活，為了防止蛀牙，用餐後最好立刻刷牙。
- 舌頭和口腔按摩有困難時，那就花點時間慢慢進行，當孩子熟悉口腔按摩，變成可自己調整肌肉且不會緊閉下巴在嘗試，在那之前就使用矽膠刮舌刷和棒棒糖按摩舌頭。
- 刷牙時，不要使用牙刷進行口腔按摩，因為會讓孩子對口腔按摩產生不安感，導致小孩不喜歡刷牙。比起牙刷的刷子，使用柔軟的手對孩子的感覺會有幫助。

6）活動遊戲的效果（變化）

- 嘴唇肌肉與口腔肌肉會尋找感覺，降低流口水與張開嘴巴的頻率。
- 藉由調節口腔肌肉的舒張和僵硬，使用嘴唇與臉頰的肌肉，可以誘導各種不同的面部表情和唇形。
- 嘔吐反應與刺激唾腺有助於口腔感覺的發展。
- 透過人為抬起或放下舌頭使用調音（[t]、[th]、[t']、[n]、[r]）和軟顎（g、k、gg、ng）等語言時，對發音方面會有幫助。

舌頭按摩

使用舌頭練習從左臉頰向右、從右臉頰向左移動糖果。

2.「說話前」先從練習呼吸開始！

1）**活動名稱：吹笛子、吹泡泡、吹蠟燭**

2）**活動概要**

＊需要時間：一天二次以上，二～四次

＊準備物品：小孩的笛子、泡泡、生日蠟燭

＊參加人數：家長一～二名

＊難度：中，低

3）**活動目的（意義）**

為了讓孩子使用語言溝通，必須讓「呼吸、發聲、發音、共鳴」四個部分達到協調，當中的呼吸分為吸氣與吐氣的呼吸（吸氣四〇％、吐氣六〇％），以及為了讓孩子使用語言溝通的呼吸（吸氣一〇％、吐氣九〇％）。使用笛子等的吹氣課程是為了讓孩

共鳴

共鳴是指回響，聲帶透過呼吸的回響，雖然只是單純的振動，但利用回響就能產生傳達力。呼吸是使用肺部；發聲是使用喉頭；發音是舌頭、下巴和嘴唇；共鳴是使用鼻腔。

子練習使用語言溝通的呼吸練習，學習吹氣的方法與強度，以及維持深呼吸。

4）順序

1. 為了讓孩子熟悉笛子，備妥多支笛子放在孩子的玩具之間，偶爾讓孩子看看家長吹笛子的樣子，並且拍手說「哇」。
2. 試著讓孩子的嘴唇觸碰笛子，看看孩子的反應，確認孩子是會轉頭，或者自己抓起笛子玩。
3. 「秀珍，過來吹笛子吧」，把笛子放在孩子的嘴唇上，經常都是孩子雖然嘗試吹笛子，但因為沒有嘟起嘴唇或不懂方法，所以笛子沒有發出聲音。
4. 「太棒了，和媽媽一起吹笛子吧。」讓孩子坐在媽媽的膝蓋上，讓孩子呈現往後坐下的姿勢，試著摸摸孩子的頭消除緊張。
5. 一隻手拿笛子觸碰孩子的嘴唇，另一隻手讓孩子的嘴唇嘟起來呈現圓形。
6. 使用鼻子呼吸流失氣流時，笛子就不會有聲音，就算沒有發出聲音，也要摸摸孩子的頭稱讚說：「哇，表現得很好！」
7. 讓孩子自己玩笛子，降低排斥感。
8. 再次從背後抱著孩子，這次一手抓著笛子，另一隻手讓嘴唇嘟起來，防止氣流流出，誘導孩子從嘴巴吹出氣。孩子吐氣時會聽見笛子聲，被自己的笛子聲嚇一跳，此時要大聲給予稱讚，並且拍手。

9. 每天反覆練習二～三次，直到孩子對吹笛子的感覺熟悉為止，為了讓孩子把吹笛子認知為是「遊戲」，要在放鬆的氣氛下進行，並且時時給予稱讚。

10. 就算孩子能自己吹笛子，也要先觀察一～三個月，三個月後如果還能自己吹的話，就代表已經熟悉那個感覺。

5）注意事項（家長的作用與安全事項）

- 如果孩子對吹笛子沒有信心，通常會轉頭且排斥，此時不要繼續讓孩子嘗試，家人一起吹笛子讓小孩看，並且拍拍手，賦予孩子「吹笛子是有趣的遊戲」的認知。
- 從背後抱著孩子，利用嘴巴吹出來的氣流吹笛子時，如果捏住鼻子會讓孩子感到害怕。知道用嘴巴也能呼吸和用嘴巴吐氣才能吹笛子的事實後，孩子會覺得很神奇，因為是自己握著笛子，所以就算孩子拒絕也最好繼續嘗試。
- 如果在失敗的狀態下停止，孩子就會一直拒絕吹笛子和吹蠟燭，另外，就算能使用語言溝通，若是呼吸變短，說話時很可能變成「媽・媽・過・來・」，因此最好能繼續練習「吹氣」提升呼吸。

- 吹氣較弱的孩子，要等成功吹笛子後再進行「吹蠟燭」，假裝把笛子放在嘴邊，等孩子合上嘴唇呼氣時再把蠟燭放在前面，關燈讓孩子看著冒煙的蠟燭。透過反覆讓孩子知道自己吹了蠟燭，之後就算沒有笛子也能記住那個感覺吹蠟燭。
- 吹氣較弱的孩子，要等成功「吹蠟燭」後再「吹泡泡」，要在一個點上維持柔和且較長的呼吸才能吹出泡泡。
- 依照小孩的嘴唇——吹泡泡——蠟燭的順序，就像吹蠟燭時一樣，誘導孩子呼吸後吐氣成功吹出泡泡。

6）活動遊戲的效果（變化）

- 隨著吹氣變強變長，要學會調整呼吸，對說出二、三個分詞的語言有幫助。
- 呼吸時會使用腹部的肌肉，使用語言溝通時對大聲說話有幫助。
- 可以使用讓嘴唇合起來的肌肉「口輪匝肌」後，會更方便發出雙唇音時使用的子音（b/p、bb、p、m）。
- 同時完成呼吸與合起嘴唇，鍛鍊肌肉和神經的協調能力。
- 成功發出「樂器聲」後，孩子就會產生自信，可以進行吹蠟燭和吹泡泡的遊戲，也能和朋友、家人一起玩遊戲。

3. 嘿咻嘿咻！小肌肉運動

1）活動名稱：小肌肉運動

2）活動概要

＊需要時間：一天一～二次

＊準備物品：兒童湯匙、有拉鍊的上衣、蠟筆、水煮蛋（鳥蛋）、安全剪刀

＊參加人數：家長一名

＊難度：中

3）活動目的（意義）

利用小肌肉的運動培養眼睛與雙手的協調能力，藉由操作肌肉培養身體敏捷度與力量。透過誘導符合孩子發育時期的肌肉操作，對孩子大腦的發育造成影響。

4）順序

兒童湯匙、叉子

1. 讓孩子坐在餐椅，在桌上備妥優格。
2. 讓孩子握起湯匙且朝向自己，然後試著使用湯匙，誘導孩子把優格放進嘴裡。
3. 根據孩子的成功與否調整為不具黏性的食物，從體積較大的餅乾換成較小的餅乾，慢慢變成需要反應敏銳一點的零食。

- 先在孩子挑戰時不會緊張、就算食物掉滿地也沒關係的場所（家）練習。
- 慢慢重複相同的過程，就算食物掉滿地，也要堅持到一整碗結束為止，如果途中停止，孩子就會學會放棄。
- 剛開始要使用少量的食物，而且是孩子喜歡的種類。（減少孩子平常的零食量。）

有拉鍊的上衣

1. 讓孩子穿上有拉鍊的上衣，把拉鍊拉起來。
2. 使用孩子的手練習上下拉拉鍊的動作。（家長使用一隻手抓住衣服。）

3.誘導孩子一隻手抓住衣服，另一隻手能上下拉拉鍊。（重點是孩子要看著自己的雙手和衣服。）

4.外出時使用背包練習，等熟練開關與上下拉動時，就要練習自己拉上拉鍊。

倒向連鎖法是從困難活動完成階段之前開始，有助於讓孩子獲得成就感，要拉上拉鍊很困難，但如果先拉上拉鍊，拉鍊要往上拉往下拉就會變得非常簡單。

自閉兒之所以不太擅長使用拉鍊，是因為視線處理的關係，因此必須提升視覺與雙手的協調能力，進而增強同時感。

蠟筆

1.準備素描本和蠟筆，讓孩子自由畫畫著色。

2.稱讚孩子，翻開素描本的其他頁面，畫一個大圓或大四方形，然後讓孩子塗上顏色。

3.家長握住孩子的手，以端正的姿勢拿起蠟筆，家長一起在圓形、方形內塗色，使用黑色蠟筆沿着邊框畫。

- 自閉症兒童很難分類顏色，利用遊戲讓孩子從顏色中感受到樂趣。
- 在握鉛筆之前，使用較粗且顏色漂亮的蠟筆練習握筆。
- 畫線培養專注力、視覺與肌肉的同時感，利用顏色的分界與外觀培養孩子的成就感、藝術感和樂趣。

水煮蛋

1. 在孩子面前準備水煮蛋，並且讓孩子看家長剝蛋殼。
2. 誘導孩子產生興趣且自己剝殼。（如果孩子不感興趣，就把外殼剝一半的蛋拿給孩子，讓孩子把剩下的殼剝完。）
3. 把剝好殼的雞蛋放到寫有家人名字的盤子中，一個盤子放一顆蛋。
4. 讓孩子把雞蛋拿去給家人吃。

很多自閉症的孩童都喜歡蛋白，同時使用視覺與小肌肉剝蛋殼，邊吃自己剝好的水煮蛋，讓孩子從此一遊戲中獲得成就感與喜悅。把雞蛋分別放在家人的盤子中，拿去給家人吃，誘導孩子使用語言說話。

倒向連鎖法

從最後階段的行動開始反向進行，從完成階段往完成前的階段進行。舉例來說，拉鍊不是從一開始拉起的方向，而是已經拉上拉鍊，要從拉開拉鍊開始。

例）「哥哥，吃雞蛋。」

「奶奶，請吃雞蛋。」

安全剪刀

1. 輪流練習使用孩子的拇指—食指、拇指—中指的手指親親（互相觸碰）。
2. 在孩子面前準備安全剪刀和彩色紙，孩子移動剪刀時，家長要將彩色紙推到剪刀之間協助孩子剪裁。
3. 讓孩子看剪裁好的彩色紙，讓孩子知道剪裁得很好，並且給予稱讚。
4. 等孩子熟悉使用剪刀後，就慢慢從使用大紙張練習變為使用小紙張練習。

● 自閉症兒童要使用單手有些困難，使用雙手的協調運動很快就能適應，但使用單手的運動對非障礙孩童來說剛開始也是很困難。慢慢投入時間練習且注意安全，請稱讚孩子自己剪裁的物品，讓孩子感受成就感與遊戲的樂趣。

手部按摩

1. 握住與放開孩子的手各十次。
2. 張開孩子的手掌，用家長的雙手拇指和手指握住手掌和手背按摩。
3. 輕輕拉動孩子的每一根手指進行按摩。
4. 使用拇指按壓孩子的指尖按摩。
5. 讓孩子的手掌和家長的手掌互相拍手按摩。

- 請利用手部按摩幫助手部感覺，利用鼓掌、拍手模仿、促進血液循環、培養節奏感。

5）活動遊戲的效果（變化）

從荷姆克魯斯的「皮質小人」（homunculus）圖畫中可知道，與腦部相接在一起的身體中，嘴巴和手占了很大的比重。由此可知手和嘴巴對腦部發育有很大的影響。手的肌肉是會讓腦部活化的肌肉，小肌肉的發展對孩子來說是非常重要的。

4.嘿咻嘿咻！大肌肉運動

1）活動名稱：大肌肉運動

2）活動概要

＊需要時間：一天一～二次以上，每次二～五分鐘

＊準備物品：樓梯、球、跳繩

＊參加人數：家長一～二名

＊難度：中，低

3）活動目的（意義）

藉由經常使用大肌肉和小肌肉進行學習，讓平常只反覆使用有限肌肉的孩子保持健康。根據孩子的肌肉發展時期，利用發育不發達的大肌肉和小肌肉學習細膩的動作和穩定的力量調節。

4）順序

投球與接球

1. 讓家長站在孩子的前方與後方。
2. 在孩子面前扔球，站在孩子後面的家長則抓住孩子的手去接球，然後一起稱讚孩子。
3. 孩子後面的家長要抓著孩子的手一起把球扔向前面。
4. 孩子前面的家長要接住球，稱讚孩子扔球扔得很棒。
5. 重複進行遊戲，讓孩子練習自己扔球與接球。

- 家長互相扔球與接球時，剛開始孩子可能會不感興趣且看其他地方，就算自己的手有球的觸感也沒有產生認知，但如果家長拍手給予稱讚，他就會開始尋找自己被稱讚的理由。
- 必須繼續看著飛過來的球，藉由確認對方位置後扔球與接球，以及移動的事物來練習使用大肌肉。

輪流運動

1. 讓孩子站在牆壁前面，讓牆壁位於孩子的後面。
2. 抬起孩子的右臂手肘，抬起孩子的左邊膝蓋，讓其形成對角線。
3. 抬起孩子的左臂手肘，抬起孩子的右邊膝蓋，讓其形成對角線。
4. 重複進行對角線交叉運動。

- 使用相反方向的肌肉交替運動，這樣的運動有助於穩住重心。之所以會選擇站在牆壁前進行，是因為第一次做的孩子都很容易跌倒，經過練習後，如果自己成功抓住重心，在任何場所都可以進行交替運動自由使用手臂與腿部的肌肉。

爬階梯與登山

1. 牽著孩子的手，協助孩子慢慢爬階梯。
2. 抓著階梯的欄杆，在旁邊協助孩子慢慢往上走。
3. 家長站在階梯上方伸出雙臂引導孩子自己爬階梯，就算需要花費一些時間，也應該要支持孩子嘗試。

● 結束一天的行程後，在回家的路上進行，不需要趕時間，慢慢爬階梯讓大肌肉運動變得更發達。孩子爬階梯時可能會流汗或弄髒衣服，而且孩子覺得累時也可能會直接躺在地板上。畢竟是在回家的路上，就算孩子躺在路上或弄髒衣服，也千萬別去扶起孩子，請等待孩子自己爬起來，讓孩子養成習慣規律運動是很重要的。

跳繩

1. 孩子必須要學會跳躍，孩子跳躍時使用「蹦蹦」這個詞彙，跳躍是指雙腳同時浮在空中。
2. 讓孩子握住跳繩，完成跳躍「蹦蹦」後，在孩子跳繩時加上「咻」的聲音。
3. 慢慢一一重複「咻」、「蹦蹦」的動作。
4. 把「咻」和「蹦蹦」結合在一起，維持一定的速度練習。

● 自閉症孩童記憶工作的能力較弱，所以最好在動作上添加聲音。說「咻」後就跳繩的動作並不是固定維持的行為，所以要加入聲音植入腦海中，讓孩子能聯想到畫面。

● 連續運動最好能加入聲音，透過形象訓練讓孩子進行學習。

5）活動遊戲的效果（變化）

腦分為大腦和小腦，大腦分為額葉、顳葉、頂葉、枕葉，負責情緒調節、語言、記憶、思考與理解等；小腦負責肌肉、運動和運動方法的記憶，小腦功能若是減弱，肌肉運動也會隨之減弱，想要加強小腦的功能，就必須經常使用大肌肉，讓孩子的身體進行適當的發展鍛鍊。

和家人一起進行的大肌肉遊戲，我最推薦爬階梯和爬山，上坡時要注意前面的路，而且要輪流抬起一邊的腳維持均衡，因此對協調運動有幫助。

肌肉運動是沒有終點的，如果步行都順利的話，就應該讓孩子嘗試雙腳跳躍、單腳跳，藉由跑步、跳繩、騎自行車等讓孩子持續使用肌肉。

5.模仿打招呼說「掰掰」

1）活動名稱：模仿打招呼

2）活動概要

*需要時間：一天一～二次

*參加人數：家長一名，打招呼的人一名

*難度：低

3）活動目的（意義）

模仿「打招呼」學習社會的規則，與他人形成親近感，誘導孩子自己主動打招呼。

4）順序

低頭打招呼

1.老師和家長先低頭打招呼，低頭問候說「您好」，示範給孩子看。

2.家長指導孩子跟著打招呼。

孩子在打招呼時，要讓孩子向老師鞠躬。

家長：「瑤臻，快打招呼呀，說您好。」

孩子：「您好。」

3.打招呼時，和孩子一起說「您好」，讓孩子一起彎腰鞠躬。

4.打招呼時讓孩子彎腰鞠躬。（誘導孩子自己打招呼。）

5.打招呼時，把手放在孩子的上半身，讓孩子知道打招呼的時間到了，就算孩子自己能維持打招呼的動作，但還是要繼續協助進行二～三個月。

說掰掰道別

1.老師對小朋友和家長揮動雙手，示範說掰掰道別。

2.家長從孩子後方說「向老師說掰掰道別吧」，抓著孩子的雙臂揮動。

3. 有很多孩子不會揮動整隻手臂，只會動手指頭而已，從後面抓著孩子的手肘，或從底下支撐告訴孩子該在哪裡施力。

4. 協助孩子使用手肘或誘導孩子舉起手臂，透過反覆的練習讓孩子能聽到「掰掰」就舉起手臂揮動。

5）注意事項（父母的作用與安全事項）

- 和孩子學習某個活動時需要時時給予稱讚，在繼續的過程中、協助孩子成功打招呼的過程中全都需要給予稱讚，請別忘記要稱讚孩子。
- 練習掰掰時，可看到孩子的兩個手掌都朝向自己揮動，掰掰時手掌應該要往反方向，因為老師的手看起來就是這樣。既然如此，示範時請把手往反方向晃動，老師把手掌朝向自己揮動的話，孩子也就會把手掌朝向老師揮動。
- 對同時感不足的孩子來說，要邊揮手邊打招呼，或者邊鞠躬邊打招呼是很困難的一件事，那就請先使用語言打招呼，之後再把語言和行動連接在一起。等孩子習慣打招呼後，應該就能同時進行。

單字卡課程

可瀏覽 YouTube 影片，YouTuber 語言治療師 slp I-Hae

自閉兒在家進行的單字卡課程

6）活動遊戲的效果（變化）

打招呼是社交活動的基礎，練習打招呼聯繫和老師、朋友們之間的關係。

打招呼是使用同時感的禮儀，揮手打招呼、鞠躬打招呼不需要敏捷與爆發力，是一種能自然培養同時感的感覺統合課程。

讓孩子學會打招呼且不再認生，之後孩子就會開始關注對方的表情，提升對行動的模仿慾望，未來就能誘導孩子進行新的嘗試。

6.夏天來臨時就和尿布道別吧！

1）活動名稱：戒尿布

2）活動概要

＊需要時間：二～三個月，六個月～一年

＊準備物品：兒童馬桶

＊參加人數：家長一～二名

＊難度：高

3）活動目的（意義）

自閉症兒童中有因感覺敏感而成功使用廁所的孩子，相反地，也有因感覺遲鈍或需要幫助與練習的孩子。為了這類的孩子，我們要讓孩子練習戒尿布。

4）練習

說話——請對自閉的孩童說「現在我們該練習戒尿布了」，就算接收語言程度很低，也請常用語言表達，給孩子充分的時間做好心理準備。

馬桶的位置——把兒童馬桶放在客廳或房間，讓孩子感受到樂趣，可以坐在馬桶上玩玩具，或者吃點心，讓孩子習慣坐在馬桶上的感覺。

稱讚——首先，觀察孩子在尿布上小便或大便的姿勢或動作，然後提前讓孩子坐在馬桶上。就算孩子沒能來得及坐在馬桶上大便或小便，也要對孩子的嘗試給予稱讚說：「哇，你真棒，坐著馬桶大便（小便）。」

示範——在清洗之前也能試著示範如何使用馬桶，家長使用馬桶後，對孩子說「媽媽（爸爸）使用馬桶了耶」。

睡覺前——孩子睡前二個小時減少喝水和飲料的量，還要養成睡前上廁所的習慣，如睡夢中醒來上廁所的話，會對孩子的睡眠品質造成影響，如果睡夢中不小心尿床，家長和孩子都會很難過，因此盡可能調整孩子的身體狀況。

從何時開始——孩子起床時，如果尿布是乾軟的狀態，那就代表可以練習使用馬桶了。

維持時間——如果是完成「從何時開始」階段的孩子，請在該年夏天開始維持三～六個月，之所以會建議夏天開始，是因為穿背心或連衣型輕便服裝時在穿脫、上下拉動都很方便，就算孩子不小心弄髒內褲也比較不容易感冒。

衣服——請穿上衣長至膝蓋的服裝，如果穿當孩子內急時只要拉下內褲就能方便上廁所的服裝，就能節省一些時間。

間隔——在家時每二小時讓孩子坐一次馬桶，只要確認孩子小便的時間，每隔一段時間讓孩子坐在馬桶上，當孩子養成習慣時就不會排斥抗拒。

在幼兒園繼續——如果在家開始使用馬桶了，那去幼兒園時也一定要繼續維持，讓孩子穿上尿布，拜託老師每隔一～二小時就帶孩子去上廁所，或者讓孩子坐在馬桶上。

孩子的所有嘗試都要給予稱讚——如果孩子害怕馬桶，那麼只要孩子願意靠近馬桶就要給予稱讚，就算沒能順利排便，但如果孩子成功坐上馬桶，也記得要給予稱讚。就算孩子不斷犯錯，但只要成功使用馬桶一次，也一定要給予稱讚。孩子的學習之路猶如攀爬一座高峰，需要我們的支持與援助。

5）活動遊戲的效果（變化）

調節我們身體大、小便的是自律神經，食物的消化、血液的循環，以及體溫的維持全都由我們身體的自律神經在運作。因此排便活動也必須等身體做好準備才能戒尿布使用馬桶。

對自閉症孩童來說，尿布可說是一大煩惱。

如果尿布繼續使用到六～七歲，雖然出現突發狀況時大人比較好處理，但孩子的自理能力會退化。需要發展的神經如果沒有依照發育時期變化，神經就無法達到修整，當那個時期結束後可能會陷入更加混亂的狀態，而且很難自己去上廁所。

為了練習戒尿布，需要家人共同的關心和始終如一的努力，在此一過程中，不喜歡變化的自閉症孩童也會受到很大的壓力。

但如果無法練習和使用馬桶，等到青少年時期也會無法自己上廁所，如此一來外出就會受到限制，也很難去就讀一般的學校。

雖然這是艱困的嘗試，但這是勢必該達成的一項目標，和家人、孩子、老師一起商量後，採用適合孩子的方法支持戒尿布。

自律神經

自律神經對維持呼吸、循環、代謝、體溫、消化、分泌、生殖等生命活動基本功能恆常性（homeostasis）扮演重要的作用，自律神經自動發揮作用。（NAVER知識百科）

7. 幫助孩子養成健康的睡眠習慣

仁宗是一名七歲的可愛男孩，仁宗的課程是與睡眠的戰爭，他玩拼圖時會打瞌睡，玩人偶時會打瞌睡，甚至連吃餅乾時也會打瞌睡。

看見孩子打瞌睡的樣子，不禁覺得很可愛和很新奇，但同時也覺得很不捨，所以我也會讓他睡個五分鐘左右。其實仁宗平常晚上都很難入睡，有很多發展障礙者都有睡眠品質不佳的狀況。

人類的大腦在夜晚時會產生一種叫做褪黑素的睡眠荷爾蒙，和令人愉悅的腎上腺素和血清素相反，它會讓人的心情變平靜。但睡眠障礙或作息不固定的朋友們在睡覺時間會因活動荷爾蒙腎上腺素的分泌而清醒，身體無法做好睡前的準備。

飯捲遊戲

這類的朋友白天時需要進行活動性的運動，如果活動後孩子的警醒程度也沒有下降，可以試著和孩子一起進行「按壓遊戲」或使用棉被玩「飯捲遊戲」直到出汗為止，藉此誘導荷爾蒙能產生變化。

另外，使用太燙的水洗澡或洗澡時間太長的話，反而也會對睡眠造成妨礙。最好能固定沐浴時間，而且保持規律。

當人體的視網膜感知到黑暗時，大腦就會開始產生褪黑素，請安裝窗簾或百葉窗調整房間亮度，幫助孩子區分白天和黑夜。使用讓心情放鬆平靜的睡眠音樂製造有助於穩定心靈的白噪音。

> **飯捲遊戲**
> 使用棉被把孩子像包飯捲一樣捲起來的遊戲。

睡眠音樂——healing music
YouTube 影片

如果孩子患有夢遊症或夜驚症，不要冒然叫醒孩子，請先清理好周圍的物品避免孩子受傷。

就算孩子在睡眠中哭泣，也不要搖晃叫醒孩子，直接抱起來哄，然後讓孩子再次躺下。很多人到了學齡期這樣的症狀自然就消失了，但如果症狀嚴重，建議帶孩子去諮詢專業醫生。

自古以來，睡眠就如同是「補品」，對發育中的孩子們來說更重要，因為孩子的大腦在睡眠期間會進行很多的活動。請讓孩子養成健康的睡眠習慣，協助孩子能一步一步走得更遠。

睡眠障礙兒童

可瀏覽 YouTube 影片，YouTuber 語言治療師 slp I-Hae

睡不著的孩子，睡眠障礙

第 4 章

老師指導的簡單遊戲學習

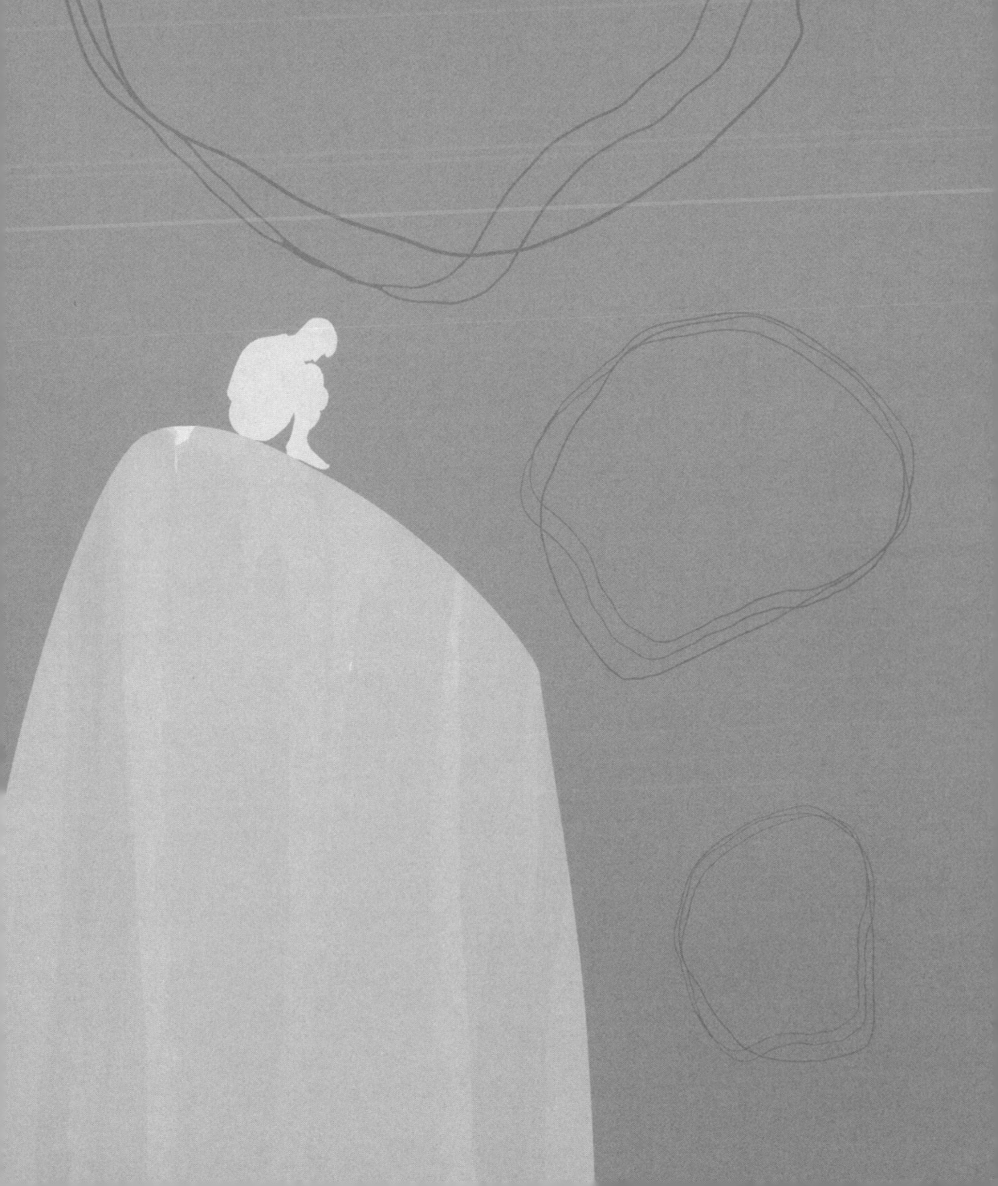

1. 餵零食遊戲

1）活動名稱：餵零食

2）活動概要

＊需要時間：一天一～二次

＊準備物品：孩子喜歡的餅乾

＊參加人員：家長一～二名

＊難度：低

3）活動目的（意義）

利用孩子喜歡的餅乾讓孩子學習語言、社交性、所有權概念、整理整頓，並且和孩子一起玩遊戲。

4）**進行**

1. 準備孩子喜歡的餅乾。

2. 如果孩子說要吃餅乾的話，回答：

「慶辰，你想吃餅乾嗎？」

「我想吃餅乾。」

「那慶辰你試著自己拆開吧。」

把整包餅乾交給孩子後，等待孩子自己拆開包裝。

3. 孩子拆餅乾袋子時若是不順利，就會拜託媽媽幫忙拆開包裝。

「慶辰，袋子拆不開嗎？」

「拆不開，幫幫我。」

「媽媽也拆不開耶，去拜託姊姊吧。」

媽媽把餅乾遞給孩子，誘導孩子去向姊姊尋求幫忙。

4. 拿到餅乾的姊姊對弟弟說：

「慶辰，去拿三個盤子過來，我會把餅乾分給媽媽、慶辰和姊姊自己。」

5.家長拿三個塑膠盤子給孩子，孩子把盤子拿到姊姊前面。

「好，媽媽的，姊姊的，慶辰的，是誰的？」

「媽媽，姊姊，慶辰。」

「很棒，現在我們來拆餅乾吧。」

6.姊姊拆開餅乾包裝，一個個放在弟弟的手上，然後裝入盤子裡，讓孩子自己吃餅乾，在咀嚼的這段時間分配餅乾放入盤子。

「媽媽的，姊姊的，慶辰的。」

請邊放餅乾邊重複清楚說出是誰的餅乾，如果孩子能邊看著分配過程邊跟著說會更好。

7.餅乾都分配好後，姊姊說：

「慶辰，請把餅乾的袋子拿去垃圾桶丟。」

等待孩子把餅乾包裝拿去垃圾桶丟，和孩子一起走到垃圾桶所在的位置，當孩子把包裝扔進袋子時就要立刻給予稱讚。

「慶辰，把媽媽的盤子拿給媽媽。」

慶辰把盤子拿給媽媽，媽媽對孩子說：

「謝謝你，那我要開動了。」

8. 弟弟和姊姊拿起自己的盤子。

「我們一起吃吧！」

5）注意事項（父母的作用與安全事項）

- 如果孩子對餅乾的占有欲太強，把餅乾袋子交給孩子，盤子裝其他餅乾。
- 如果孩子不願意去丟垃圾，就把垃圾桶放近一點，引導孩子能放心去扔垃圾。
- 如果孩子強烈排斥分配餅乾，只將餅乾倒入自己的盤子中，嘗試讓孩子一次拿一個給媽媽吃。
- 當整張嘴都塞滿餅乾時，讓孩子的手上拿著餅乾，媽媽協助孩子使用孩子的手把餅乾放進媽媽的嘴裡，並且給予稱讚。
- 如果孩子成功把餅乾放進媽媽嘴裡，也讓孩子去餵其他家庭成員，並且給予稱讚，讓孩子和家人互動，對自己完成的事感到自豪。

6）活動遊戲的效果（變化）

- 進行遊戲時，藉由使用對話體，能讓孩子的情境語言能力進步。
- 讓孩子具備社交性，感受與他人交流的經驗。
- 結合實際狀況，讓孩子學習在什麼情況下應該使用什麼行動和什麼語言。
- 學習遊戲的順序和規則。
- 模仿對方的遊戲方法，讓孩子熟悉感情，以及培養創意。

2.「眼睛在哪裡？這裡！」指引遊戲

1）活動名稱：指引遊戲

2）活動概要

＊需要時間：一天一～二次

＊參加人員：家長一名

＊難度：低

3）活動目的（意義）

孩子和家長指出自己和對方的臉和身體部位，讓孩子學會身體部位的名稱，享受愉快的遊戲時間。

4）進行

孩子雖然能指出對方的眼睛與鼻子，但卻很難指出自己的臉，如果不用手觸碰，很難憑感覺知道位置，這是因為缺乏經驗與關心。再加上很難看著他人雙眼的孩子們，通常也很難指出對方的臉部部位，因此必須藉由分階段模仿與指引的方式來學習。

1. 首先，和家長並排站在鏡子前，指出自己的臉部部位。

「鼻子，眼睛！」

如果可以指出自己的眼睛、鼻子和嘴巴，就不需要照鏡子，練習依照聲音指出。進行遊戲讓孩子繼續學習，家長也能故意說錯讓孩子糾正。

2. 伸直雙腿，孩子的腳和家長的腳交疊在一起。

「可樂好喝，好喝就多喝一點，叮咚叮咚！」

邊唱歌邊指出孩子的腿部，讓孩子熟悉遊戲方式，不要刻意看腿部，觸碰或施力熟悉腿部的感覺。

3. 兩名家長抓住雙臂和小孩一起玩遊戲。

「東東，東大門快開吧！南南，南大門快開吧！十二點就會關門。」

如果孩子被手臂包圍後露出一臉懵懂的表情，家長就要露出笑容，讓孩子知道這是有趣的遊戲。雖然孩子被困在手臂中，但要使用笑容讓孩子認為這是很好笑、很有趣的行為。藉由和他人一起反覆進行的遊戲，讓孩子享受遊戲的喜悅與培養手臂的感覺。

4.無法直接模仿的孩子大概連抬起手臂做出「掰掰」、「舉手」等簡單的動作都有困難，請協助孩子反覆把手肘抬起來。

雖然抬起手是正確的，但力量是施加在手肘和前臂上，所以要舉起或按壓施力的部位，教導孩子施力於哪個部位才能做出抬起手臂的動作。

5）**注意事項（父母的作用與安全事項）**

• 遊戲開始後，家長必須先代替孩子做動作與說話，有助於孩子透過聽覺學習情境語言。

例子：

家長：眼睛在哪裡？這邊！智賢指出眼睛了！

兒童：眼睛在哪裡？這邊！智賢指出眼睛了！

- 感覺遲鈍或敏銳的孩子連非常簡單的模仿動作都會覺得很困難，需求非常低的孩子就連玩身體遊戲時表情也幾乎沒有變化，別因為一、兩次的嘗試就放棄，請反覆嘗試與等待，協助孩子能接受與自己完成。

6）活動遊戲的效果（變化）

- 因為這是和家長一起進行的遊戲，可提升社交性，降低身體感覺的敏感度。
- 利用身體遊戲讓孩子感受與他人交流的經驗。
- 結合實際狀況，讓孩子學習在什麼情況下應該使用什麼行動和什麼語言。
- 學習遊戲的順序和規則。
- 模仿對方的遊戲方法，可培養創意。

3. 歌曲與律動遊戲

1）活動名稱：律動遊戲

2）活動概要

＊需要時間：一天一～二次

＊參加人員：家長一名

＊難度：中，低

3）活動目的（意義）

孩子和家長一起唱歌進行律動遊戲，同時使用語言和肢體感覺，模仿對方且享受愉快的遊戲時光。

4）進行

很多自閉症患者的同時感都不夠發達，所以多半都很難邊唱歌邊律動，如果要律動與做出動作，就會停止唱歌，因此應該分階段練習律動遊戲。

1. 練習唱整首歌

誘導不唱歌的人唱歌時，剛開始都會沒有反應，而且之後不會加入歌詞，而是只跟著音高唱。

此時不要催促孩子要加入歌詞，對跟著音高唱的歌曲做出反應，和孩子一起唱歌，這樣孩子在下一個階段就會在自己知道的部分加入歌詞，重複練習完成一整首歌，對孩子說：「我們來唱小蜜蜂吧？」

以有趣的方式讓孩子能一起練習唱歌。

2. 歌曲中添加部分的律動

唱《小蜜蜂》時，只有「小蜜蜂」的部分加入拍動翅膀的律動，當孩子邊唱歌可進行部分律動時，就慢慢增加一點律動。最好先從單純與簡單的動作開始，然後再慢慢變成複雜一點的動作，孩子模仿時要給予稱讚。

3.重複完成的律動，嘗試新的歌曲

通常當天的歌曲和律動都成功時，當然就會期待明天也能成功，為了能同時完成歌曲和律動，請讓孩子持續練習，並且繼續嘗試新的歌曲。孩子喜歡的歌曲和發音簡單的歌曲是最好的選擇。

5）注意事項（父母的作用與安全事項）

- 如果孩子覺得律動模仿很麻煩，那就先和孩子玩遊戲，聽知覺敏銳的孩子最好利用孩子喜歡的歌曲開始模仿遊戲，要常播放音樂讓小孩熟悉歌曲，直到小孩願意一起進行律動且享受其中的樂趣。
- 在治療室等待時或在家和家人一起玩的是相當合適的遊戲，**孩子願意嘗試就該給予稱讚，讓孩子不再害怕嘗試，並且感受到成就感與樂趣**。
- 遊戲開始後，家長必須先代替孩子做動作與說話，有助於孩子透過聽覺學習情境語言。

（例子：家長：三隻熊，幼珍唱歌！）

- 利用稱讚讓孩子繼續玩遊戲，一點一點增加比例，讓孩子慢慢嘗試，了解「一起遊戲」比自己玩遊戲更有趣。

6）活動遊戲的效果（變化）

- 進行遊戲時，藉由使用對話體，能讓孩子的情境語言能力進步。
- 讓孩子具備社交性，感受與他人交流的經驗。
- 學習遊戲的順序和規則。
- 模仿對方的遊戲方法，讓孩子熟悉感情，以及培養創意。

4. 玩偶遊戲、扮家家酒、醫院遊戲

1）**活動名稱：玩偶遊戲、扮家家酒、醫院遊戲**

2）**活動概要**

＊需要時間：一天一～二次

＊準備物品：玩偶、扮家家酒、醫院遊戲玩具

＊參加人員：家長一～二名

＊難度：中，低

3）**活動目的（意義）**

家長一起進行孩子喜歡的玩偶遊戲、扮家家酒、醫院遊戲，在遊戲中嘗試對話，讓彼此互動獲得共鳴。

4）進行

重症自閉兒很少自己使用玩偶進行角色劇，理解對方內心的「心智理論」較差，他們比較常說出從電視上看見或聽見的內容，很少能發揮創意。

因此孩子的遊戲形態大多是帶著喜愛的玩偶，或者集中觀看玩偶某個部分進行的視覺尋求，另外，他們還會反覆按壓會發出聲音的玩偶，藉此聽玩偶發出的聲音。

想和孩子一起玩人偶遊戲，就先在人偶身上貼家人的照片或貼家人的名字。

「媽媽人偶，爸爸人偶」

如果孩子唸出人偶的名字，也能假裝把自己吃的餅乾餵給人偶吃，使用梳子幫人偶梳頭髮，以及使用布當作棉被。

當模仿行動增加時，也能使用玩具進行家家酒，媽媽人偶在廚房煮菜，爸爸人偶上班開車。

「媽媽切小黃瓜。」

「爸爸開車。」

學習進行遊戲時依照行動發出聲音。

當孩子自己把人偶放在汽車上或是坐在沙發上開始角色劇時，情況分為好幾種。

- 第一，增加人偶的數量。（姊姊、哥哥、奶奶、爺爺、朋友等）
- 第二，教導從簡單的人偶遊戲變成扮家家酒和醫院遊戲的方法。
- 第三，為了讓孩子感興趣、覺得好玩和樂在其中，慢慢且一點一點增加遊戲內容。

偶爾會有孩子排斥一起進行遊戲，或是執著於自己的遊戲，為了這類的孩子要花點時間等待，或者直接進行扮家家酒或醫院遊戲。

把生日蠟燭交給孩子且說：「雅玲，生日快樂！」

讓孩子自己吹蠟燭且幫孩子鼓掌，把糖果當作禮物送給孩子，如果孩子覺得開心，這次輪到家長當過生日的人，誘導孩子恭喜自己。

把玩具體溫計放在孩子的耳邊，叫孩子張開嘴巴，觀察孩子的嘴巴，使用玩具聽診器檢查孩子的腹部。

「醫生，我的肚子好痛，我的頭好痛，我要打針，我要吃藥，我會經常洗手，我要刷牙。」

家長和孩子一起輪流在醫院遊戲與日常生活中說出保持乾淨的習慣的重要性。

5）注意事項（父母的作用與安全事項）

- 孩子自己玩遊戲時，如果他人太積極接近的話，孩子會覺得有負擔，會開始逃避且去尋找能獨處的地方。為了避免孩子認為自己的遊戲被侵犯，剛開始進行遊戲時要嘗試和孩子交談，不要直接碰孩子的玩具，利用其他玩具自然地接近。
- 為了讓孩子對新玩具感興趣，剛開始不要打開玩具箱，誘導孩子會覺得好奇與猜測，以及拜託打開箱子，讓孩子產生想要一起玩的慾望。
- 遊戲開始後，家長必須先代替孩子做動作與說話，有助於孩子透過聽覺學習情境語言。

（例子：家長：小孩，肚子餓，兔子吃紅蘿蔔，燦友拿紅蘿蔔餵兔子。）

- 孩子熟悉遊戲時，必須培養孩子養成整理的習慣，在玩具箱上寫孩子的名字，讓孩子自己唸唸看，並且學會「所有權」的定義。

6）活動遊戲的效果（變化）

- 進行遊戲時，藉由使用對話體，能讓孩子的情境語言能力進步。
- 讓孩子具備社交性，感受與他人交流的經驗。
- 結合實際狀況，讓孩子學習在什麼情況下應該使用什麼行動和什麼語言。
- 學習遊戲的順序和規則。
- 模仿對方的遊戲方法，可培養創意。

5. 猜動物與水果的遊戲

1）活動名稱：猜動物與水果的遊戲

2）活動概要

＊需要時間：一天一～二次

＊參加人員：家長一～二名

＊難度：低

3）活動目的（意義）

這是孩子和家長使用球體、卡片、照片、書等認識動物與水果的名字，可培養辨識相同物品之認知能力的遊戲。如果可以把動物、水果分類，就可以進行遊戲學習擬聲詞、擬態語、顏色、味道等。

4）進行

- 孩子具備把整個形態背起來的視覺優勢，對數字和英文相當感興趣，動態與經驗的關係，很難實際去觀察動物。
- 同時進行孩子擅長和覺得困難的部分，有助於孩子認知上的發展。
- 因為會進行包含學習在內的遊戲，最好能誘導孩子利用遊戲自己學習。

1.使用孩子喜歡的事物開始

孩子喜歡的動物、點心等都是不錯的選擇，請從孩子抱持肯定態度的物品開始，如果主題是動物，把該動物和多種動物混在一起，讓孩子能熟悉動物的外觀。也要進行指出動物的遊戲，如果孩子在說出動物名稱方面表現得很好，請記得要稱讚孩子，並準備點心當作獎勵。

2.把實際照片、書、卡片等配對

從孩子擅長的事物開始，如果孩子能一下就找出「蘋果」，每次都讓孩子先找蘋果，讓孩子明白自己很擅長找出蘋果，誘導孩子主動提議要玩遊戲。

讓孩子從實際照片、書、卡片等多種事物與場所中找出蘋果，並且在圖畫中配置球體，記得一定要稱讚孩子。

3.翻卡片記憶遊戲

發展障礙的孩子很難進行「聯想」，而且也要學習「回想」過去的事。

讓孩子翻卡片找出剛剛看過的圖片，或練習記憶後說出圖案，孩子會想要繼續玩自己擅長的部分。

5）注意事項（父母的作用與安全事項）

- 學習認知度低或執著於一件事的孩子多半都會拒絕其他動物，此時不要強迫孩子，家長在一旁玩遊戲且等待孩子接受為止，就算孩子假裝沒看見，其實全都有看見、也全都有聽見。
- 雖然重複進行是不錯的方法，但請不要強迫孩子讓他們感到負擔，如果因為孩子表現得很好就勉強進行，孩子可能會覺得厭煩而不想進行，可適當的採用「欲擒故縱」的方式誘導孩子。
- 遊戲開始後，家長必須先代替孩子做動作與說話，有助於孩子透過聽覺學習情境語言。

（例子：家長：彩聿找到蘋果和葡萄的卡片了！紅色的蘋果和紫色的葡萄！）

- 利用稱讚讓孩子繼續進行遊戲，慢慢一點一點增加比重，讓孩子產生「一起進行的遊戲」比一個人的遊戲更有趣的想法，讓孩子能接受與嘗試。

6）**活動遊戲的效果（變化）**

- 進行遊戲時，藉由使用對話體，能讓孩子的情境語言能力進步。
- 讓孩子具備社交性，感受與他人交流的經驗。
- 學習遊戲的順序和規則。
- 模仿對方的遊戲方法，可培養創意。

單字卡課程

可瀏覽YouTube影片，YouTuber語言治療師slp I-Hae

自閉兒在家進行的單字卡課程

6. 噗隆隆汽車遊戲

1）活動名稱：汽車遊戲

2）活動概要

＊需要時間：一天一～二次

＊準備物品：玩具車

＊參加人員：一～二名

＊難度：中，低

3）活動目的（意義）

家長一起進行孩子喜歡的汽車遊戲，在遊戲中嘗試交談，促進彼此互動與產生共鳴。

4）進行

- 志煥自己在玩汽車遊戲，沒有「叭叭」或「噗隆噗隆」的聲音，汽車排成一列或者在遠處看著一輛汽車，揮著手尋求視覺刺激。
- 家長先準備兩輛志煥喜歡的汽車，一台一台輪流推向志煥。
- 把汽車推向志煥，直到志煥有反應為止，如果持續沒有反應，那就跟著孩子把車子排在車隊後面。
- 志煥把家長拿出的汽車拿起來，重新以自己想要的角度擺放。
- 知道家長還有其他玩具車後，志煥走過去使用肢體動作要求拿出其他玩具車，此時家長要教導表達「要求」的方法。

家長——「志煥，要給你汽車嗎？」

志煥——「給我汽車。」

家長——「志煥，你想玩汽車遊戲嗎？」

志煥——「給我汽車。」

家長——「志煥，你想玩汽車遊戲嗎？」

志煥——「我想玩汽車遊戲。」

稱讚跟著家長指示表達要求的志煥，並且把玩具汽車交給他。

接著家長把藏起來的玩具汽車拿出來給志煥看。

家長——「叭叭，汽車出發！」

志煥——「叭叭，汽車出發！」

稱讚反覆依照家長指示表達要求的志煥，並且把玩具汽車交給志煥。

接著家長把藏起來的玩具汽車拿出來給志煥看。

家長——「叭叭，爸爸要開車囉！」

志煥——「叭叭，爸爸要開車囉！」

家長——「叭叭，媽媽要開車囉！」

志煥——「叭叭，媽媽要開車囉！」

叭叭，爸爸要開車囉

叭叭，爸爸要開車囉

稱讚根據家長指示完美表達要求的志煥，並且把玩具車交給他，孩子心滿意足收下玩具，家長拿起立起的汽車，並且拿給志煥看。

家長——「**開車去超市吧！**」

志煥——「**去超市吧！**」

家長——「**開車去學校吧！**」

志煥——「**開車去學校吧！**」

現在就算沒有要求志煥跟著一起做，志煥也會主動根據「要求」表達，並且推著車子向前移動，家長推著車子移動，孩子也跟在後面，讓車子在某一個位置停下來。

家長——「**抵達學校了！**」

志煥——「**抵達學校了！**」

稱讚志煥且把汽車交給孩子。

家長——「志煥，抵達學校了嗎？」

志煥——「抵達學校了！」

家長——「你搭什麼車過來的呢？叭叭！」

志煥——「叭叭，我是搭汽車來的！」

稱讚志煥且重複進行。

5）注意事項（父母的作用與安全事項）

- 孩子自己玩遊戲時，如果太積極接近的話，孩子會覺得有負擔，會開始逃避且去尋找能獨處的地方。為了避免孩子認為自己的遊戲被侵犯，剛開始進行遊戲時要嘗試和孩子交談，不要直接碰孩子的玩具，利用其他玩具自然地接近。
- 多次反覆跟著進行時，相較於語言表達，接收語言較高、認知與智能較高的孩子可能會覺得煩躁，最好先搞清楚孩子的狀況後再進行遊戲。

- 遊戲開始後，家長必須先代替孩子做動作與說話，有助於孩子透過聽覺學習情境語言。

（例子：家長：奎賢有警車，警車出動！）

- 利用稱讚讓孩子繼續進行遊戲，慢慢一點一點增加比重，讓孩子產生「一起進行的遊戲」比一個人的遊戲更有趣的想法，讓孩子能接受與嘗試。

6）活動遊戲的效果（變化）

- 進行遊戲時，藉由使用對話體，能讓孩子的情境語言能力進步。
- 讓孩子具備社交性，感受與他人交流的經驗。
- 透過遊戲學習「我的」、「他人的」的概念，體驗非自己物品的經驗。
- 學習遊戲的順序和規則。
- 模仿對方的遊戲方法，可培養創意。

7.著色、畫圖、美術遊戲

1）活動名稱：美術遊戲

2）活動概要

*需要時間：一天一～二次

*準備物品：蠟筆、素描簿、鉛筆等

*參加人員：一～二名

*難度：中，低

3）活動目的（意義）

孩子和家長一起進行美術遊戲，誘導孩子畫各種圖畫，邊著色邊製造美術遊戲的樂趣與故事，使用小肌肉運用彩色鉛筆、蠟筆與鉛筆等工具，提升孩子的想像力，協助孩子對於顏色的區分和感覺。

4）進行

視知覺發達的自閉者與亞斯伯格症候群患者會詳細記住瞬間的場面與事物，所以有很多這類的人都具備才華能創作出獨特的作品。

如果想讓「學者症候群」的才能昇華為圖畫，就必須付出相對的努力，作家們都希望透過圖畫轉達自己的情感與表達，並且達到溝通的效果。

1.從握起粗蠟筆開始

有很多小朋友都覺得握筆很困難，只要從粗蠟筆開始練習，小朋友多半都會因為是由自己握筆，色彩漂亮且容易握住而感興趣。使用蠟筆在畫有底圖的圖畫上描繪，畫直線、畫虛線、在圓圈上跟著畫等沿著線畫，此一方式能大幅度提升專注力與認知力。

畫一直線、畫虛線、在圓圈上跟著畫

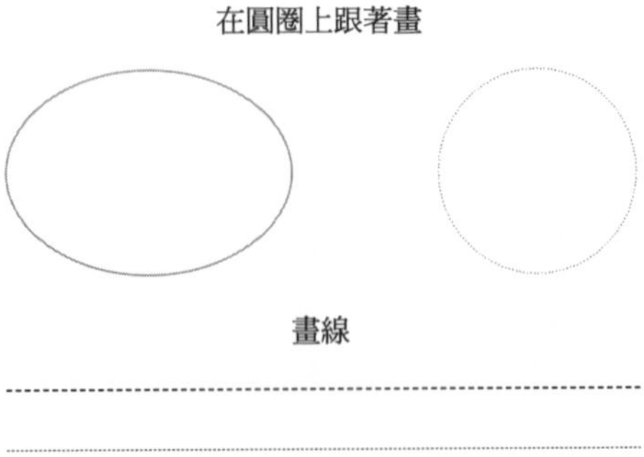

2. 著色

- 不曾畫圖或對畫圖不感興趣的孩子都會像是「塗鴉期（二～四歲）」時一樣塗鴉，塗鴉期是指無法控制自己的手臂，連續畫各種大大小小的圓，也不會在意顏色。
- 變更塗鴉期（二～四歲）階段孩子的蠟筆，協助孩子能分辨顏色並在畫有底圖的圖畫上著色。當孩子累積經驗與產生興趣時，就會開始發揮專注力。

3. 協助反覆畫圖

發展障礙、自閉症的孩子當中，喜歡畫圖的孩子會反覆畫自己喜歡的圖案，如果喜歡老虎就會畫相同的老虎，如果喜歡火車就會畫相同的火車，而且會重複畫很多張。對孩子說「商慶，在窗戶上畫媽媽」、「在天空中畫雲朵」，誘導孩子在火車圖畫上增添新的圖案。

因為是孩子有信心的畫圖，所以他會依照要求畫，如果孩子喜歡附加的圖畫，下次畫圖時他同樣也會加入當作基本圖畫，圖畫的細膩度也會持續增加。

4. 在圖畫中加入故事

對畫老虎的孩子說「爸爸老虎要搭車囉」，在旁邊畫一輛汽車。

如果孩子又畫一隻相同的老虎，對孩子說「小老虎要去幼兒園」，並且在旁邊畫一個幼兒園，看起來只專注於老虎的孩子也都會注意聲音和行動，大腦會將其視為是資訊。

5）注意事項（父母的作用與安全事項）

- 讓喜歡畫圖的孩子說話，或在同一張紙畫圖，孩子可能會帶著紙張逃到角落，並表示要自己畫。剛開始在其他紙張上使用各種漂亮的顏色吸引孩子的注意力，家長也能自己說故事，只要花一點時間等待，孩子一定會慢慢卸下心防。
- 如果孩子因為小肌肉太弱而無法握住工具，家長最好能給予協助，請讓孩子握住蠟筆，家長抓著孩子的手，一邊畫圖且讓手指慢慢施力，以家長握住孩子手腕的方式一點一點慢慢放開。
- 孩子邊畫圖的同時，家長要代替孩子描述孩子在畫什麼、使用何種顏色，以及畫什麼圖案，同時也要給予稱讚，如此一來，孩子就會記住和家長一起進行的美術時間很愉快，提升利用美術溝通的時間。

（例子：家長：敏芝在畫紅色汽車，叭叭，汽車出發！）

- 請珍藏孩子畫的圖畫，最好也能填上日期與名稱，製作孩子的檔案文件，把圖畫夾進去，也能掃描或護貝保管。雖然孩子每天看起來都像是畫相同的圖，但其實孩子一直都在成長，請把該變化記錄下來。

6）活動遊戲的效果（變化）

- 進行遊戲時，藉由使用對話，能讓孩子的情境語言能力進步。
- 讓孩子具備社交性，感受與他人交流的經驗。
- 學習遊戲的順序和規則。
- 模仿對方的遊戲方法，可培養創意。

第 5 章

老師，我有煩惱

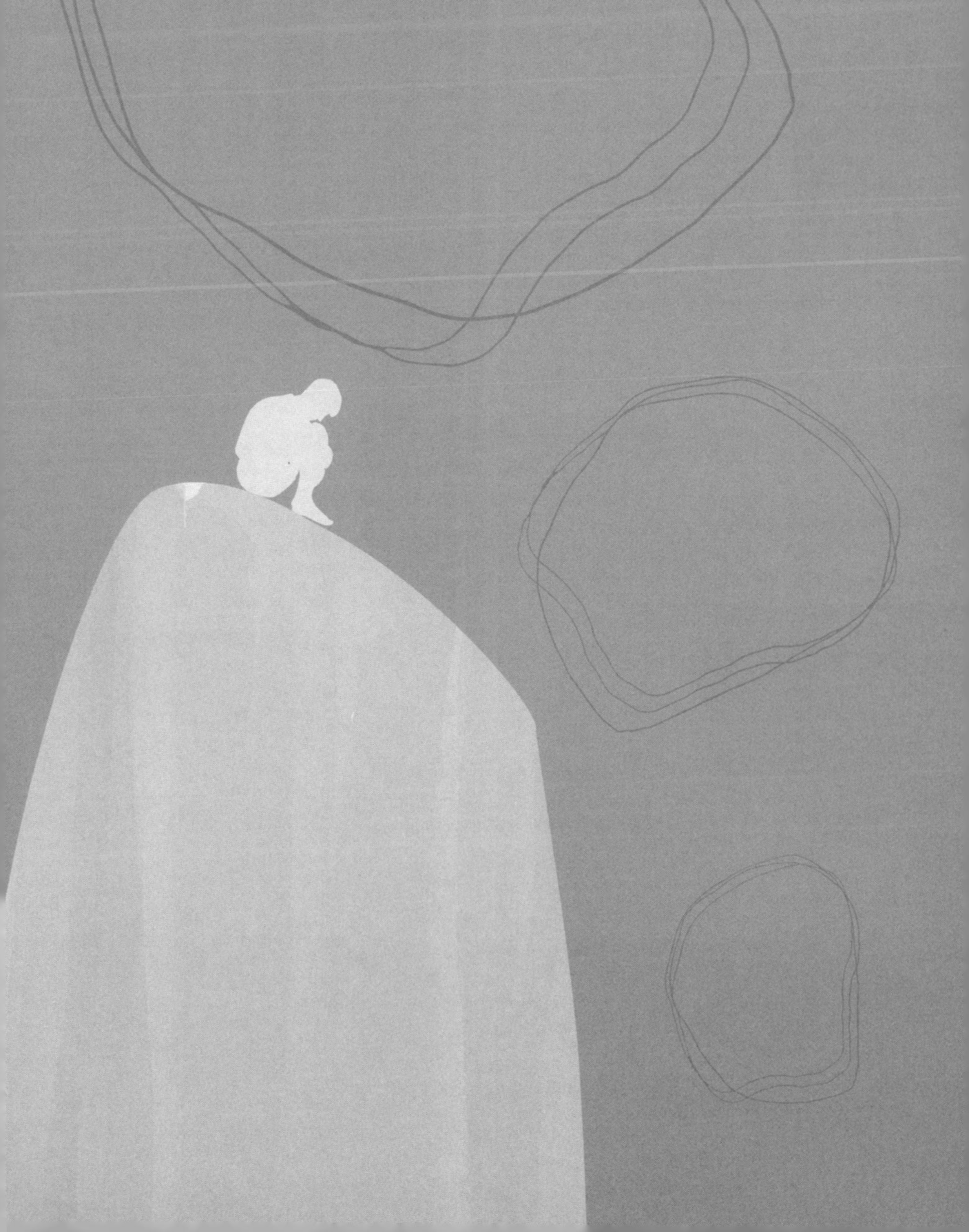

1. 孩子該送去一般學校呢？還是該送去特殊學校呢？

中心平常最忙碌的日子就是星期六，因為週末有很多其他地區的孩子來上課。如果住家距離中心比較遠時，平常很難來上課，如果是雙薪家庭則會在週末上兩小時的課程。再加上孩子長大後如果就讀小學，會因為學校的日程導致來中心的時間變少，所以也會想要週末上課。

小敏下課後，表情開朗的父母親走進來諮詢。

「小敏爸爸，您今天看起來很開心的樣子，是不是有什麼好事呢？」

「啊，是，其實我們家小敏轉學到特殊學校了。」

「天啊，爸爸，真是恭喜您。」

小敏有「自閉和語言發展障礙」，目前就讀於一般小學五年級的特教班，閱讀、寫字、上廁所和吃飯等基本活動她都能靠自己完成。

但自閉或發展障礙的孩子隨著進入高年級就會難以跟上課業，也會因為社會孤立感與沉重的壓力煩惱是否該轉學到特殊學校。

韓國的特殊學校不多，因為編制（Table of organization）不多，很難入學與轉學，所以要考慮或選擇就讀一般學校或特殊學校是所有家長必須面臨的煩惱。

每當新年來臨時，我都會開始擔心六至七歲孩子們接下來的規畫，因為必須決定「學校」這項重要的事。雖然透過各種治療中心、孩子的認知和學習發展，可期待孩子在就學前有大幅度的成長，但考慮到和住家的距離、孩子目前的發展狀態、父母親的擔憂、學校和老師間的交流等，事先決定好「一般學校」和「特殊學校」是很重要的一個事項。

一般學校與特殊學校的優缺點

一般學校的優點

- 可模仿非發展障礙的孩童，最大的意義是可以共同學習一般教科課程。

一般學校的缺點

- 隨著學年增加，就會變得難以跟上一般教科課程的進度，進入青春期的非發展障礙孩童的目光也會變不一樣。

- 也可能會和不是專門負責特殊科目的老師發生衝突。

特殊學校的優點

- 特殊學校有事務師，當孩子需要幫忙時會及時給予協助，看不懂字的孩子會從拿筆的方法、畫線、坐在椅子上專心開始學習。
- 自理能力較差或不會自己處理的孩子可透過老師獲得協助。
- 如果就讀特殊學校，國小、國中和高中都不需要轉到其他學校，可就讀同一所學校，孩子畢業時不會對進階就讀感到不安。

特殊學校的缺點

- 因為這是依照孩子量身訂作的個別化教育，比起更進步與深化的學習，更重視一般的教育學習。
- 特殊學校沒有可模仿與學習的同輩對象。
- 會模仿一起讀書的特殊孩童的行為，上課進度會配合孩子的程度，也可能會降低程度。

提供三項標準給讓孩子就讀一般學校的父母親參考。

第一，可就座。

第二，可自己使用廁所。

第三，可主動表達自己的要求事項。

當發展障礙的孩子進入一般學校時，我們無法拜託班導師理解孩子因為「不安」做出的所有行動，也無法拜託老師特別照顧我們的孩子。

站在發展障礙孩子的家長立場，雖然只是希望老師「稍微再」對孩子費一點心思，但站在老師的立場，全班二十～三十名的孩子都能安然無恙、公平對待大家才是最重要的標準。

對一名管理團體的老師來說，每個孩子個人的能力差距很大，所以具備基本的自理能力、自我調節能力、自我表達能力的孩子才能就讀一般的學校。

隨著進入越高的年級，孩子的心理與纖細的社會活動就會被要求，若是發展障礙的孩子無法使用語言表達自己的情緒和立場，孩子的壓力就會一天天慢慢累積。

如果上述三項條件都能辦到，在一般學校的特教班就能順利升到三年級，但需要班導師和孩子身旁的朋友們給予幫助，家長同樣也能在學校的活動等透過活躍的表現與關注來觀察孩子。

但為何只到三年級呢？

一年級到三年級的教科課程幾乎都有寫作和些許的閱讀，也有很多幫助理解的插圖，但隨著進入高年級，因為聽力、寫作、閱讀的關係，書中的文字量也會

一般學校與特殊學校的特徵

一般／特殊		特徵
一般學校	一般班級	・非障礙孩童與專門負責小學教育的班導師的綜合教育
	特殊班級（特教班）	・不同年級的五～六名障礙學生與接受過特殊教育的負責老師一起實施個別化教育。 ・特殊年級的孩子們在特殊年級接受需要個別化教育的國語和數學等科目。 ・其他課程移動至一般班級，和非障礙孩童一起學習。 ・從特殊年級移動至原班級上課的情況很多，兩名左右的學生會留在特殊年級。 ・就算年級不同，特殊年級的負責老師也能依照程度上課。
特殊學校	・在五～六名的少數班級，由主修特殊教育的老師負責指導，讓孩子接受個別化教育，以及學習符合自己發展狀況的課程。	

增加。

升上四年級後，教科書中的短文也會變多，必須快速閱讀、迅速理解，在短時間內完成解題。

孩子的課業壓力一旦累積，班上的進度因為自己而落後，同學們都對自己投射異樣的眼光，建議努力擺脫那樣的狀況，或者讓孩子轉學到特殊學校。

一般學校與特殊學校

可瀏覽 YouTube 影片，YouTuber 語言治療師 slp I-Hae

自閉、ADHD、發展遲緩孩童

一般學校與特殊學校，該去哪邊就讀呢？

2.送去特殊治療中心對孩子真的有幫助嗎？

有一個用詞是「晚熟」，孩子達到一定的年齡時若是沒有正常發展，越來越多父母親都會認為孩子是「晚熟」，同時開始感到煩惱。有些孩子會晚二、三個月才正常發展，相反地，有些孩子則是原本正常發展，後來卻突然退化。

原本會叫「媽媽，媽媽」，走路很正常，也會和大家一起玩的孩子，曾幾何時突然變成喜歡自己玩了，不管怎麼呼喊名字也都沒反應，喃喃自語和找媽媽的次數也都變少。

後來幼兒園的老師建議說：「要不要去諮詢一下呢？」

家長帶著忐忑不安的心情去諮詢，後來開始進行特殊治療，那麼現在就來思考一下。

「去治療中心對孩子會有效果嗎？」

「是，媽媽，去接受治療很有效果，而且也非得去不可。」

發展太快或太慢是孩子發生問題的一種信號，當然有些孩子確實發展比其他孩子更慢或更快，**但拒絕社會紐帶關係與互動的孩子一定就代表是在發出紅色警訊了**，因此必須進行符合孩子的課程，協助孩子成長才行。

除了發展障礙、自閉症、ADHD的孩子之外，還有單純的語言遲緩孩子、腦病變、症候群、構音障礙等各種類型的孩子都會去語言治療中心，這也代表特殊治療對這些孩子來說是不可或缺的。

自閉症孩童需要讓腦部反覆學習，因為想維持長期記憶與記住工作所需要的中間過程，必須持之以恆的學習，而進行這類課程的地方就是特殊治療室。

為什麼特殊治療是年齡越小越有效果呢？

這是因為腦部存在著「黃金時期」。

小時候接受特殊治療，不僅會上語言課程而已，還會進行感覺統合、體育、作業、心理、音樂、遊戲治療，就能像同齡孩子一樣迅速恢復成長，認知受損的程度也較低。

正常發育時期如果沒有成長，器官就會退化，進而造成無法避免的情緒與認知上的受損，為了防止這樣的情況，就必須進行特殊治療。

治療成功事例

曾經有一個滿二歲不會使用語言溝通的孩子來治療中心，這個孩子使用音節的聲音表達一切，而且二個月就結束在治療中心的課程，理由是他比同輩的孩子「更會說話」。

另外，還有一個三歲六個月不會說話的孩子只花了三個月的時間就能自由說話。

「泰勳，今天媽媽沒有陪你一起來嗎？」

「媽媽孩子生病去醫院，孩子發燒。」

泰勳是一個因為語言遲緩對語言有強烈心理負擔的孩子，讓那孩子的心理負擔減輕後，他就變成一個很愛說話的孩子。

當然特殊治療並非治療自閉的絕對答案，並不是所有孩子去治療中心上課就會立刻產生變化。

也有上課一、兩年依然無法自己找到呼吸器官與構音器官的感覺，必須一直由治療師給予協助；也有表現出嚴重無力感，對上課缺乏意願的孩子。儘管如此還是必須維持治療，如果就這樣停止治療，反而會加快退化與無力感的速度。

孩子會變得更固執，做出討厭行為的次數會變頻繁，而且還會產生「啊，如果下次不想學習，只要這樣做就行了」這樣的認知。治療師在上課期間會和孩子不斷尋找感覺，如果就這樣中斷彼此之間的維繫，想再次找回感覺的難度會加倍。

特殊治療的種類與選擇

可瀏覽 YouTube 影片，YouTuber 語言治療師 slp I-Hae

特殊治療的種類與選擇

3.初次進行特殊治療時，要從哪個治療開始呢？

桑傑・里拉・班薩里導演的電影《黑色風采》（2005）是描述一名看不見、也聽不見的八歲少女「蜜雪兒」的故事。

對於不懂任何規則與秩序的「蜜雪兒」，父母親早已選擇放棄了，最後他們選擇治療障礙兒童的「薩海」老師。

蜜雪兒的父親詢問老師會使用何種方式上課，「薩海」老師回答如下：

「利用這個手指，這是盲人的眼睛，啞巴的聲音，聾子的詩。必須像刀一樣拔出後緊握住讓自己變強，可以指向天神，偶爾則也能指向門。」

「薩海」老師利用看不見、也聽不見的「蜜雪兒」的五感，誘導她去模仿聲音和行動。

為了讓「蜜雪兒」感受到「薩海」老師說話時嘴唇的變化，他讓「蜜雪兒」的手觸碰著自己嘴唇，且不斷重複著單字。

為了讓她感覺「手」，老師讓「蜜雪兒」的手去觸碰冰冷的水。經由「薩海」老師的不斷努力與信賴，「蜜雪兒」終於得以和新世界溝通。

對發展中的孩子必須給予合適的治療，就像是「薩海」老師對「蜜雪兒」進行的特殊治療一樣，要讓孩子接受適合自己的治療，孩子才能順利成長。

特殊治療的種類

有語言治療、遊戲治療、感覺統合治療、特殊體育、心理治療、音樂治療、美術治療、嗅覺、工作治療等各種的治療方法。

語言治療

很多尚未使用語言溝通的孩子都是進行語言治療，一般來說孩子在十二個月後應該就能使用語言，但不會使用語言溝通的孩子經過十二個月後也依然難以使用語言。藉由和孩子的特殊語言課程啟發孩子開口說話，孩子如果接受語言治療，原本因為無法說話而畏縮的孩子，會慢慢變得有自信和活潑。喃喃自語的頻率增加，還會炫耀一般大聲說

「我很會說話！」，各種語言模仿變得相當活潑。

開始使用語言溝通的孩子也會接受語言治療，因為孩子說話的韻律和音頻就像機械聲一樣過於單調或固定。

構音障礙的孩子發音不清楚，可同時使用文字與圖畫上課，協助自閉症孩童理解狀況與情感。舉例來說，說話水準停在單字的孩童要協助他們增加詞彙數量，為了提升速度和韻律，使用文字搭配圖案的詞彙卡上課。

詞彙卡可使用市面上販售的事物、汽車、動物、水果、家人等各種的卡片，也能實際拍攝後製成卡片使用。

使用詞彙卡讓孩子先學習「命名」，擅長「命名」的孩子會使用多個詞彙說話，或者學習相關的單字。

「媽媽兔子」、「客廳——沙發」

學習單字後，先練習實際生活中常用的句子。

「爸爸，開車。」

「盤子裝餅乾。」

協助孩子能自然使用助詞、靈活使用主詞、動詞、受詞等，進而增加句子。

構音障礙

發出短舌音，說話不清楚或發出怪聲音等的症狀。（斗山百科）

「爸爸開車去公司了。」
「姊姊在餐桌上吃飯。」
為了讓句子通順一點，也能使用連接詞，以及省略主詞。
「還有刷牙。」

*既有的語言治療的優缺點

自閉的相關歷史很短，「自閉」的定義記錄不到一百五十年，所以關於自閉兒童的研究還嚴重不足，必須繼續發展才行。

自閉症的英文中包含「Spectrum」，這也意味著每位兒童的氣質與特徵都不一樣，所以必須研發各種語言學習課程，進行符合孩子的課程。最好嘗試讓孩子進行一項學習，觀察孩子的發展與適應能力。

雖然論文、學問、統計、敘述的語言治療方法也很重要，但親自和孩子一起上課的臨床與多樣性的紀錄同樣也能成為語言治療所需要的重要資料。

遊戲治療

對象

- 喜歡自己玩的孩子
- 覺得和自閉孩童一起玩很困難的父母親
- 忽視或拒絕父母親介入的孩子
- 與外界嚴重隔絕，利用自己的視覺與聽覺尋求玩遊戲的孩子所需要的治療

效果：利用遊戲學習心智理論，藉由情境劇讓孩子學習該如何行動。

種類

- 利用人偶遊戲進行情境劇
- 利用汽車遊戲掌握心理
- 利用積木、拼圖培養孩子的好奇心與合作
- 利用分享餅乾讓孩子與外界溝通等

感覺統合治療

對象

- 協助小、大肌肉發達，是為了經常做出刻板行為的孩子所進行的治療

感覺統合治療的必要性

刻板行為、不自主運動、異手症，是因為腦部、手、腳、肌肉、神經未統合而出現的症狀，我們的身體是因為擁有本體感覺（proprioception）才能使用身體，此一感覺如果沒有統合就會造成失衡，身體會執行大腦沒有下達的命令。

當孩子會固定做出刻板行為時，執行該行動的肌肉與神經會因而強化，隨著時間越長，種類也會變多樣化，隨著孩子的年齡增長，行動範圍也會增加。進行統合感覺治療，讓孩子反覆進行正確的動作與集中專注力的工作，引導孩子進行統合身體的活動。

> **不自主運動（involuntary movement）與異手症（Alien Hand Syndrome）**
> 腦部或神經學異常造成身體不由自主動起來的症狀。

感覺統合治療的方法

這是統合感覺（聽覺、前庭感覺、本體感覺、觸覺、視覺）等的治療，利用積木遊戲、抓會動的物品、推與拉等的感覺協調運動，以及盪鞦韆、平衡木運動、爬立體格子鐵架、球類遊戲等各種的活動進行治療。

特殊體育

目的：為了能順利使用大肌肉所進行的治療

種類

- 滾球——滾動大球和小球、和朋友一起滾球
- 投球——把多種球投進大桶子
- 踢球——平衡踢出大小不同的球
- 爬立體格子鐵架——利用眼睛、手和腳爬上鐵架
- 跳過障礙物——單腳跳過利用人偶、玩具製成的障礙物，以及利用雙腳跳躍
- 使用平衡木維持前庭功能的均衡

特殊體育會個人進行，也會團體進行，雖然也有感覺統合的部分，但體育性質較強。

隨著自閉兒童的年齡增長就需要符合成長的運動，但跆拳道、合氣道等一般體育中心的修練機會很少，所以要進行符合孩子認知與情緒的特殊體育。

心理治療

對象

- 內心不安的孩子、關閉情感的孩子或具攻擊性或自殘性強烈的孩子

不安、敏感的孩子，自閉兒不擅長使用語言表達自己的想法，也難以表現自己。

心理治療內容

自閉兒不會沒有理由具攻擊性或自殘，這是讓孩子學習原因與解決方法，讓內心趨向安定的治療。

自閉兒要使用語言表達自己的想法有一定的難度，如果以非障礙者為對象的心理治療無法適用在兒童身上，透過音樂、遊戲、美術的間接方式會更有效果。

音樂治療

對象

- 聽知覺敏銳或遲鈍的孩子、心理狀態不安的孩子

效果：透過音樂尋求內心的安定，以及模仿自己喜歡的音樂。

內容：透過音樂使用樂器或學習音階名稱，以及自己演奏的方法。音樂所具備的力量與功能對人類的身體、心理、社交方面都會造成很大的影響。

聽知覺訓練

- 托馬迪斯訓練法——這是一種利用各種音域和頻率的音樂治療方法。（戴上耳機利用具備各種音域和重複特徵的音樂、聖歌和進行曲等提升孩子的音域和頻率，刺激腦部對擴張的範圍有所認知，常用在治療閱讀障礙的孩子。）另外，會使用麥克風與骨傳導讓治療者能清楚聽見自己的聲音。
- 耳骨傳聲器——戴上耳機進行的聽知覺訓練。

聽聲音的方法有兩種，分別是利用空氣的方法（空氣傳導）與利用骨頭的方法（骨

傳導），使用耳機的骨傳導方法是提升說話、閱讀與寫作等專注能力的治療方法。

- 貝拉德聽覺統合訓練——此一治療會使用耳機聽經由特殊裝置處理的貝拉德音樂，裝置會隨機提供短暫的大音量、小音量、高頻率、低頻率的聲音，但不會對聽覺造成傷害，有助於讓扭曲的聽覺變正常，讓聽覺功能變活絡。語言發展有困難、聽覺處理能力有困難、記性與注意力集中有困難時會使用。
- 利用神經可塑性的腦部治癒方法——這是利用邊聽各種頻率的音樂，讓腦部發揮神經可塑性。（諾曼・道奇的著作《自癒是大腦的本能：見證神經可塑性的治療奇蹟》）

神經可塑性

藉由訓練聽知覺聽各種頻率的音樂，我們的腦部可體驗各種的頻率與音域，進而刺激神經系統，以及自行產生變化。

美術治療

對象

- 為了視覺認知功能有困難的孩子進行的治療，能幫助常做出刻板行為的孩子們培養感覺。

顏色與圖形：利用美術活動培養孩子的認知功能。

自閉兒當中有很多都無法分辨相同的圖形與顏色，這是因為腦部的左腦與右腦無法正常發揮各自功能的關係，因此要給予協助。

順序與方法

1. 剪裁廢紙箱製成一定的形狀，然後塗上顏料。
2. 跟孩子說**「我們來做紅色三角形」**，培養孩子的認知能力。
3. 製作可插入的凹槽。
4. 練習把凹槽互相夾在一起，有助於訓練小肌肉。

使用顏料與蠟筆塗色

效果：協助孩子的自我表達能力與視覺上的事物分辨能力。

順序與方法

1.讓孩子自由把顏料擠在帆布上。
2.使用海綿等工具搓揉。
3.蓋上塑膠搓揉。
4.反覆拆下塑膠後再次擠出顏料，再蓋上塑膠後搓揉。
5.也能使用手指按壓，利用各種方法感受顏料的觸感，然後拆下塑膠。

尋找適合孩子的治療方法

第一，培養孩子最優秀的才能

照顧自閉兒時，很容易就會把焦點聚集在孩子的缺點上，每當這種時候就該思考孩子的優點，必須把孩子擅長的事培養成優點。

如果孩子擅長畫圖，就要利用美術治療培養孩子的才能，請先依照孩子擅長與喜歡的事物來上課，相信這樣孩子的表情就會變更開朗。

第二，優先治療日常生活中最需要的部分

孩子需要的課程真的很多，不會使用語言溝通、刻板行為、視覺尋求、專注力差、注意力散漫、睡眠不均衡、攝食障礙、暴力傾向等屬於最困難的部分，其中語言治療必須從小開始進行。

因為孩子隨著年齡增長，呼吸、發聲、構音器官的肌肉和神經都會變硬，沒有使用的器官會變得不夠發達。

如果就讀國小才進行語言治療，孩子可能會強烈排斥，必須喚醒的感覺太多，因此會導致進度緩慢。如果孩子無法使用語言表達想法，當孩子生病或覺得累時，父母親難以單憑「直覺」去察覺。

感覺統合、作業治療、特殊體育最好能同時進行，讓孩子的肌肉能正常發展，而且專注力不足與注意力散漫的狀況也會有明顯的好轉。

第三，根據孩子的能量調整上課的數量

進行特殊治療時，我並不推薦只使用單一的治療方法，因為腦部具有巨大的綜合功能，不會只有一個區域成長。

「腦的可塑性」是指腦部的其他區域補充代替無法活動的區

腦的可塑性

就算一部分的腦細胞死了，藉由復健治療可讓其他細胞替代部分功能，特別是負責記憶部位的海馬迴，年老的神經細胞衰退後，就會形成新的神經細胞。

域，因此要同時進行其他治療，但也要考慮到不能讓孩子覺得疲憊。

- 語言較差的孩子進行語言治療
- 常做出刻板行為的孩子進行感覺統合課程
- 不擅長使用大、小肌肉的孩子進行工作治療與特殊體育
- 內心敏感與不安的孩子選擇音樂治療、心理治療與遊戲治療同時進行
- 對聽知覺敏感的孩子進行音樂治療或聽知覺治療
- 視覺尋求與常做出刻板行為的孩子要訓練視知覺
- 視知覺訓練也包含語言、美術、感覺統合、工作、體育等各種的治療

第四，尋找適合孩子的治療中心

適合孩子的治療室和治療師也是很重要的一件事，有些課程就算進行一年也沒有任何進展，但也有進行三個月就有明顯效果的課程。

利用二～三個月的時間觀察孩子的適應狀況、與治療師的諮詢，正確了解孩子的發展，如果治療師早已經計畫好現在要做的事和往後的進度方向，那就可以放心把孩子交給他們。比起只會一直和孩子玩樂的治療師，適當和孩子形成共鳴，同時採用對孩子有

幫助的遊戲與學習等的治療師，應該更能對孩子的成長形成正向的影響吧。

第五，調整和中心之間的距離

就算是口碑好且眾所皆知的治療中心，如果距離太遠，家長和孩子通常都會因為移動時間而感到疲憊。

真正適合孩子、課程也有變化的治療中心如果和住家有二個小時以上的距離，最長的上課時間設定在六個月到一年，之後在近處的中心如果能延續進度會更好，但更換治療室時，如果孩子出現退步的跡象，那就只能再去適合孩子的治療室。

特殊治療種類與選擇

可瀏覽 YouTube 影片，YouTuber 語言治療師 slp I-Hae 特殊治療，請一定要記住這件事！

在家中的學習

無論是哪一個治療室，和家庭之間的聯繫都很重要。
這是為了讓孩子能和「一般人」一樣。

如果孩子在語言治療室會說「老師，請給我餅乾」，但在家卻是利用 crane 現象要求餅乾，這樣無法稱得上是和一般人相同。

因為讓孩子無論在哪裡、無論何時、無論事物、無論對象都能像在治療室時一樣，就是讓孩子和一般人一樣的過程。

治療結束時，治療師和父母親進行短暫的諮詢，談談孩子的課程內容，以及和先前課程不同的部分。

雖然有些治療師會先示範，但多數的治療師都是只用語言說明。
父母親該做的就是記住當天做了什麼事，然後在家和孩子一起進行二～三次。

Crane 現象
不使用語言，藉由他人的手去取得想要的物品，是語言遲緩兒童滿足非語言慾望的方式。

自閉兒很難維持長期記憶，所以要透過反覆的課程培養短期記憶，想將其變成長期記憶，就必須上課。

如果在語言治療課程中進行過「說水果」遊戲，在家時也一樣要進行「使用卡片說出水果」的遊戲。

如果在感覺統合治療課程中進行過「裝球」遊戲，回家就進行「裝積木」遊戲，只要重複相同類型的遊戲，把今天的課程反覆進行，孩子的腦部感覺與神經就會記住此一行動，當然也別忘記提供孩子喜歡的餅乾，並且多給予稱讚。

自閉症的孩子也會去幼兒園或保育設施，而且過一段時間也會去上學。

特殊治療最大的目的是為了讓孩子長大時在日常生活中也能順利自理，這同樣也是孩子要克服的課題，因此請暫時先停止低估或高估孩子的行為，因為就算有點慢，但孩子今天已經比昨天更加進步了。

4. 父母親可立刻做的事

第一堂課已經開始了，我一邊尋找孩子喜歡的東西，一邊進行課程，確認孩子自己能做到哪些事情。我會寫下孩子需要幫忙的部分，並記錄孩子目前的發展狀況。

課程結束時就開始和家長諮詢，和家長談孩子需要的課程、孩子的發展、孩子的優點、孩子的課程進度等，進而決定優先順序與需要增加的部分。

年紀較小的孩子會一直玩玩具，也有一直吃餅乾的孩子，或者也有因為分離焦慮而哭整堂課的孩子。七歲以上的孩子因為早已去過發展中心，警戒心特別強烈，所以偶爾也會讓老師嚇一跳。但這同樣也都是孩子的氣質與特徵，但如果開始和父母親諮詢，情況就會不一樣。

「老師，剛剛那個真的是我們家小孩的聲音吧？」

「我第一次聽見我們家小孩發出那麼大的聲音。」

「我剛剛聽見小孩叫媽媽，是我們家的小孩嗎？」

「請教教我一些目前在家可使用的方法。」

其實開始上課的兩個月內，我是不會給予家長在家能進行的課程建議，就算上課過程中看起來像是和孩子在進行遊戲，但這終究還是上課。

媽媽平常在家時都會和自己一起玩，但如果突然提議要進行上課時做過的事，孩子當然就會拒絕，那該怎麼做才好呢？

答案就是稱讚。

第一次指導孩子時請多給予稱讚，孩子能辦到的部分全都要稱讚，舉例來說，乖乖吃飯、好好睡覺、正常呼吸等每一件事都要稱讚。就算孩子對稱讚沒有任何反應，也要使用雙臂和喜悅的表情繼續稱讚孩子。

還不會使用語言溝通的孩子的自重感較低，因為他們知道自己的發展太慢，也有很多小孩因為發展不順利而選擇放棄，所以無論如何都要給予稱讚。孩子們對自己「聲音」的自重感特別低，因為失敗的次數太多了。也可能認為「我不擅長的事還是別做吧」，就這樣緊緊封閉內心，請盡可能稱讚這樣的孩子吧。

就算孩子只是小聲發出「啊」的聲音，也要有反應且給予稱讚，這樣孩子就會產生自信，並且自己發出各種不同的聲音，音量也會慢慢變大，發出聲音的頻率也會增加。

當孩子做出任何一個行動時，家長都要用嘴巴立刻說明狀況，雖然孩子看起來是自己在玩，但其實他們都有在聽。

不要使用電視或手機，請利用父母親的聲音繼續刺激孩子的語言，因為孩子都會記住，當孩子開始使用語言溝通，語言課程轉變成學習時，語言刺激接收到的名詞與動詞會有很大的幫助。當然最重要的是和孩子之間的紐帶關係。

當緊張感與戒心降低時，孩子就會願意卸下心防，**一點一點培養孩子的自重感，是開始特殊治療最優先的部分。**

尚未使用語言溝通的兒童的語言治療

可瀏覽 YouTube 影片，YouTuber 語言治療師 slp I-Hae

尚未使用語言溝通的兒童的語言治療

5.是否有能培養交友關係、社交性的方法呢？

張開手掌教導孩子

潤娥的故事

潤娥是一名七歲的自閉症女孩，不擅長調整呼吸，呼吸聲也很重，目前正在練習構音，但她很愛撒嬌，也非常喜歡和人表達愛。

她平常上午會去幼兒園，下午就會來語言中心，潤娥使用語言溝通的階段有進展了，她慢慢可以交談，目前在練習「回想和記憶」，所以有時候我會問潤娥關於幼兒園的事情。

「潤娥，妳今天在幼兒園做了什麼呢？」

「我在那邊玩。」

「嗯，妳在幼兒園和誰一起玩呢？」

「和朋友一起玩。」

「嗯，妳和朋友智雅、英勳、惠仁一起玩了什麼呢？」

「老師，請給我餅乾。」

潤娥每次都是回答「和朋友玩」，那麼我就會張開潤娥的手掌告訴她。

讓潤娥彎下拇指，「和智雅一起唱歌。」

讓潤娥彎下食指，「和英勳一起玩球。」

讓潤娥彎下中指，「和惠仁一起玩積木。」

讓潤娥彎下無名指，「和智雅一起看書。」

讓潤娥彎下小指，「和英勳一起吹泡泡。」

如果潤娥很認真跟著說，請回答：「那麼有趣呀！」並且給予稱讚。

不懂得如何接近朋友時要練習和學習

喬依的故事

喬依是一個小心翼翼、非常害羞、發展遲緩的七歲女孩，因為平常喬依比較安靜，喬依的媽媽很擔心她，雖然很想看見她和同輩的孩子一起玩遊樂設施、一起跑跳的樣子，但喬依去遊樂設施時也緊緊黏在媽媽身邊。

「老師，喬依不懂得去和其他朋友打交道的方法，所以才會一直黏著我，我該怎麼辦才好呢？」

孩子的腦部功能如果變活潑，就會從語言遲緩進階為使用語言溝通，也能開始學習。不只是語言而已，認知、體育、工作等其他特殊治療的速度也會變快，隨著孩子的年齡增長，不只是能學習而已，社交性會變發達，也變得比較會玩，以及和他人融洽玩在一起。

請記住發展遲緩與自閉兒之間的差異。

- 就算需要很久的時間，但發展遲緩的孩子也能嘗試和朋友一起玩。
- 自閉兒自己一個人很難嘗試，這是源自於腦中的事，需要有人示範，讓自閉兒能學習與練習去模仿。

結交朋友或提升社交性也是一樣，必須讓孩子學習方法與練習，發展遲緩的孩子關心的只有自己喜歡的事情而已，就算自己玩也覺得很幸福和愉快。雖然有看見其他小朋友聚集在一起玩耍，但重症自閉兒感受不到必須一起玩的必要性。

偶爾會有使用高階語言的亞斯伯格症候群孩子，雖然想結交朋友，但習慣性只是一味談論自己喜歡的主題，無法理解他人的想法，令人遺憾的是，就算結交了朋友也無法在一起玩太久。

培養孩子的社交，該怎麼給予幫助呢？

第一，**請讓孩子養成打招呼的習慣**。

在新的地方遇見了某人，舉例來說，去幼兒園時遇見了老師或同學，當然很自然就會打招呼吧？但發展遲緩的孩子很難主動先打招呼。

「智苑，妳好。」

如果我先打招呼的話，她都要由父母親協助才會回答。

請讓孩子養成打招呼的習慣，只要面帶笑容主動先打招呼，對方也會開心回應的。

第二，**就從可以完全理解孩子的家人開始吧**。

親姊姊、親哥哥、表哥、表妹我全都很喜歡，但必須要能使用語言，就算孩子想繼續自己玩，或是做出忽視自己的行動，也要笑著持續嘗試。

結交朋友與社交性的嘗試不能因為一次的失敗就結束，請和自閉兒一對一重複練習「餵食餅乾」、「給玩具」、「握手」等，持續增加身體上的接觸吧。

練習到那種感覺與經驗的敏感度降低，可自然做出肢體行動為止，利用一對二、一對三的方式繼續「餵食餅乾」、「給玩具」、「握手」。

第三，請即時說出其他孩子的行動。

雖然試著訓斥與安撫整天挑食的孩子，但最後媽媽還是舉白旗投降了，姊姊則在一旁津津有味地吃飯。

「燦赫，昭英姊姊很喜歡吃雞蛋，這次在喝海帶湯呢，昭英姊姊真的吃得津津有味。」

就算孩子沒有反應，只是一直吃自己的飯，也要一直告知姊姊的行動，在內部場所沒有其他語言刺激的情況下，一直說話給孩子聽也是不錯的方法。

雖然孩子沒有在聽，但只要繼續說給孩子聽，孩子的腦海中就會形成「想法」。

「姊姊吃雞蛋。」

「姊姊喝海帶湯。」

之後弟弟就會嘗試學姊姊。

「燦赫也學姊姊吃雞蛋吧。」

把放在孩子盤中的雞蛋滾來滾去，孩子會因為好奇而挑戰放進嘴裡。

- 在孩子的語言能力開始發展後，必須持續協助孩子發展社交性，因為這樣對依照情況使用語言有很大的幫助，語言也會依照場所和人物而不同。
- 社交性發達的朋友們有很多機會能使用語言，比較晚開始使用語言，之後就必須經常使用才能讓構音器官變發達，呼吸變長後就能使用長句子的對話。

• 孩子的社交性發達，對孩子的成長與人格都有很大的影響，當孩子成為青少年後也繼續協助發展社交性，孩子在結交朋友、語言成長、心理與認知層面就會繼續發展下去。

6. 孩子的另一面，攻擊性和自殘

有多項研究都在調查自閉症的原因，當中基因突變與環境因素被視為是最具代表性的自閉症原因，自閉兒童中的男孩與女孩的比例是四：一，報告顯示自閉症男童的人數比較多，這與基因的性染色體有關。

女生的染色體是XX，男生的染色體是XY，有人主張遺傳基因存在於性染色體X染色體中，女性的一個X染色體如果發生突變，可使用另一個X加強，但男性的X染色體只有一個，X如果發生變異，Y無法代替變異的X。但因為這無法說是正確的原因，想要查出自閉症的原因還需要更多的研究。

而且根據目前的研究來看，女孩的自閉比男孩更深，之後的結果也更不好。女孩在生態學上很難出現自閉的結構，如果出現自閉的話，就代表有比男孩更多的基因變形，也就代表是非常輕微的警戒性自閉症，或者是重症自閉。

女孩的感情較豐富，內心更簡潔，對感覺更敏銳。因此如果有自閉症或發展障礙時，必須先和孩子在內心上形成共鳴，降低孩子的不安，治療師與孩子間形成密切關係是很重要的。

對心情與狀況很敏銳的女孩在學習時會更困難，當孩子發生退步的情況時，往後的發展通常都會比男孩更不樂觀。

康恩的治療事例

康恩是一個八歲的自閉症女孩，相較於身體年齡，她表達語言和接收語言的程度都很低，因此無法順利和他人進行溝通，她偶爾會大叫、自殘，甚至攻擊他人。

隨著康恩的年齡慢慢增長，康恩媽媽也變得更加心煩意亂，因為康恩的行為越來越嚴重。在學校時她會推擠坐輪椅的同學，還會亂扔老師的筆電，在其他治療中心她會攻擊治療師，在家則會拉扯媽媽的頭髮。和我一起上課時，如果沒能拿到自己想要的東西，她也會大聲痛哭三十分鐘，讓周圍的人不知所措。

康恩這類的行為讓媽媽相當傷腦筋，我告訴康恩媽媽說：「媽媽，自閉兒不會沒有理由就自殘或攻擊別人！」

康恩為什麼會做出這類的行動呢？

最大的原因就是溝通困難！

因為難以進行語言表達，很難主張自己想要與不想要的事物，基於此一理由所使用的模仿言語也會讓對方感到混亂，加上腦部不曾受過訓練該如何依照情況使用語言，因為行為難以預測，所以會造成不安感倍增。

左腦與右腦的有效細胞分裂不均衡，因為學習認知度低，所以會覺得很困難，就算學習也難以長期記憶。另外，學習時常發生「分類不足」（undergeneralization）的情況，賦予的意義單純，會自己累積鬱悶感。

社交上的表達困難，身體感覺本身很敏銳，會對此出現某種模式且逐漸強化。

- 被水弄濕時就要脫衣服
- 脫襪子
- 拒絕觸感不同的衣服
- 撫摸頭髮
- 他人的手臂

分類不足

把某個概念或單字的意思侷限在過於狹隘的範圍內且一般化的現象，舉例來說，「家中養的狗」在小孩眼中單純就只是「狗」而已，這就是分類不足的例子。（Naver教育心理學用語字典）

• 撫摸手背的皮膚

對孩子狀況感到難過不捨的家長與治療師的體貼，只會讓康恩的本能感覺加劇。舉例來說，孩子會開始自己學會「只要哭就能解決」、「只要大叫就能解決」、「只要哭或打就能解決」，因此會再次需要新的育兒方式。

康恩需要什麼樣的幫助呢？

1）必須培養孩子的語言能力。

就算難以使用一般八歲孩子會使用的語言，也必須讓孩子學會自己表達意思，學會使用三歲半以上年齡該會的語言。

2）必須和孩子感同身受。

康恩覺得很心痛，她連自己在難過也不知道，就像是語言不通獨自待在國外一樣，覺得不安與煎熬。對於這樣的康恩，比起一直嘗試對話，應該要多花點時間緊緊抱著孩子和拍拍她。

3）不要對孩子的自殘有所反應。

自殘的孩子可能會做出用力打自己頭部或咬手背的行動，如果因此感到驚慌或檢查孩子的手，孩子往後就會期待看見他人的反應，以更頻繁、更強烈的方式自殘。可以確定的是，此自殘的行為絕對不是為了傷害自己的身體，而是為了吸引對方的注意。不要對偏激的行為有所反應，抓住孩子的雙手予以制止，試著去安撫孩子的心情。

4）避開與忽視孩子的突發性攻擊。

被小孩打到也會痛，當我們覺得疼痛時，就算是理性的成年人也會生氣，然後做出情緒性的行動，因此預測孩子的暴力行為是很重要的。

請仔細觀察孩子的表情，事先預測孩子的情緒和行動，當孩子舉起手企圖打人時，和孩子擊掌或保持一定的距離，避開踢擊且把孩子的視線與注意力轉移到其他地方。

當孩子試圖刺激對方的攻擊反覆失敗時，孩子就會明白「哦，用打的無法解決事情」，然後就會放棄此一行動。

5）孩子自殘或做出暴力行為的原因，以及對此的相關規則與一貫性的養育方式。

在全家人的同意下執行一定的規則，直到孩子有發生變化為止，這樣才不需要因為一直看難以使用語言溝通的孩子的臉色而導致發生混亂。

6）就算情況不好，也請避免「Time-out」。

讓生氣的孩子獨處或送去房間內且關上門，只會讓孩子感受到背叛感，而且會變得更加生氣。還不如從孩子後方緊緊抱住因為生氣而無法控制情緒的孩子，直到孩子的心情平靜下來為止，這樣的方式會更有效果。

7）使用簡單的語言反覆強調。

如果持續使用否定用語「不行」、「但是」，這類的詞語本身就會導致孩子自殘。別說「不能打人」，說「媽媽好痛，會難過」等表達情緒的單字，或者重複使用簡單的動詞。

8）等帶孩子的成長與變化。

就算需要多花一點時間，但學習困難的孩童和長期記憶有障礙的孩童終將會成長和變化，能幫助孩子的家長需要耐心，等待孩子獲得能自己成長的機會。

我為了康恩同時進行能調適心理的心理治療、能幫助她溝通的語言治療，以及表達感情的美術治療。

雖然只有一點點，但孩子已經開始產生變化了，請相信孩子一定會成長，稍微再有一點耐心，孩子一定會成功的。

自閉兒童的自殘

可瀏覽YouTube影片，YouTuber語言治療師slp I-Hae

自閉、ADHD兒童的自殘

自閉兒的攻擊與暴力

可瀏覽YouTube影片，YouTuber語言治療師slp I-Hae

自閉兒童的攻擊性與暴力

我們的孩子是這樣成長的

下列是與筆者相識後共同努力的家長們的問答內容。

〈數字博士泰景的故事〉

泰景有一張圓圓的可愛臉蛋，笑的時候瞇瞇眼就像是消失不見一樣，他很害羞，但也很會撒嬌，我很喜歡這個小朋友。

泰景從一開始就會和我互動，也懂得等待，語言的接收度高，只要我一開口，他就會立刻展開行動。他也很會拼圖和著色，但使用語言表達時，他只會唸自己喜歡的數字一，以及使用一個音節的聲音。

但因為他很清楚自己在表達什麼，當這個孩子學會使用語言溝通時，相信發展的速度一定會非常驚人，因為他在認知與智能方面幾乎可說是沒有不足之處。

泰景上課時都會帶著數字板衝過來，他開心笑著拿數字板過來，大概是想要把自己最喜歡、也最擅長的數字拿給老師看，所以他才會這麼開心吧，他用手指著數字且一個個唸出來。

「一！二！啊！啊！」（一、二、三、四）

我立刻稱讚泰景且給他餅乾，接著摸摸他的頭和拍拍他的臀部，請在泰景唸的數字後面各加上一個詞彙。

「一！媽媽！二！爸爸！三！走吧！四！給我！」

「一！媽媽！二！爸爸！啊嗯！啊吧！啊！喔！」

泰景勇敢說出自己喜歡的數字，以及常聽見的簡短單字，這個孩子真的很棒和惹人疼愛。

因為他才剛開始說話，比起發音的課程，我在課程內容中添加了各種語言表達的內容，我認為應該要讓孩子燃起自己也能辦到的自信，讓孩子使用聲音表達自己喜歡的事物。

喜歡數字的人通常也會喜歡英文字母，而且也會喜歡文字，泰景開始自己寫數字和文字了。

因為語言表達困難的關係，腦的學習區間都集中在數字和文字，發展的程度遠遠大過同齡的孩子。

泰景花了一個月時間就自己學會說出名詞，他一邊寫著自己的名字，同時很有自信地唸出來。

「金泰景！」

他還寫了我的名字，一副很自豪的樣子。

快速學會的語言自行拼湊在一起，遲來的語言爆發期塑造了「聒噪的金泰景」，因為泰景非常喜歡數字，我就直接教他算數，他很快就學會個位數的加法，真的很棒。

看著泰景的成長，家人終於卸下心中的重擔，期待感也得到了滿足，泰景也不再因為語言障礙而意氣消沉了。

「單純的語言遲緩」

我認為泰景這類的小朋友都是這樣，雖然已經準備好使用語言溝通了，卻因為自己無法辦到，導致自信嚴重受創。他們在認知、智能、情緒方面都沒有任何不足之處，身體也沒有任何異常。

但這些孩子透過特殊治療也能使用語言溝通，一般托育設施和幼兒園如果等待孩子自己去模仿其他人，都會錯過此一黃金時期。

我對泰景媽媽提出了幾個問題，泰景能順利和他人對上視線，互動也很好，但很多父母親都因為孩子在使用語言方面的發展速度太慢了而煩惱。

作者）孩子第一次接受特殊課程的契機是什麼呢？醫院有提出何種建議呢？

泰景媽媽）因為孩子不會說話，我們才會帶去看醫生，醫院說需要進行語言治療，所以才會讓孩子開始上課。

作者）幾歲開始上課？剛開始是進行哪一類型的特殊課程（治療）呢？是否有同時進行其他課程呢？

泰景媽媽）泰景是四歲時開始上語言治療課程，因為我認為不需要其他課程，所以就只有先上語言課，和李明恩老師上語言課後，只花了一個月的時間就開始說話了。

作者）是否有協助孩子成長與發展的學習、在家是否有其他嘗試、孩子是否有特殊的興趣呢？

泰景媽媽）他在上課的過程中自己學會寫國字和數字，我經常稱讚他，在家時也為了提升泰景的語言能力，所以經常會和他交談。

作者）是否有養育小孩建立的基準，或者曾相信孩子具備何種潛力呢？

泰景媽媽）我想要以孩子感興趣的領域為主讓他多加嘗試，只要進行他喜歡的事情，就能加快發展的速度，專注力也能持續很久。

第 6 章

語言治療師給特殊孩童的一句話

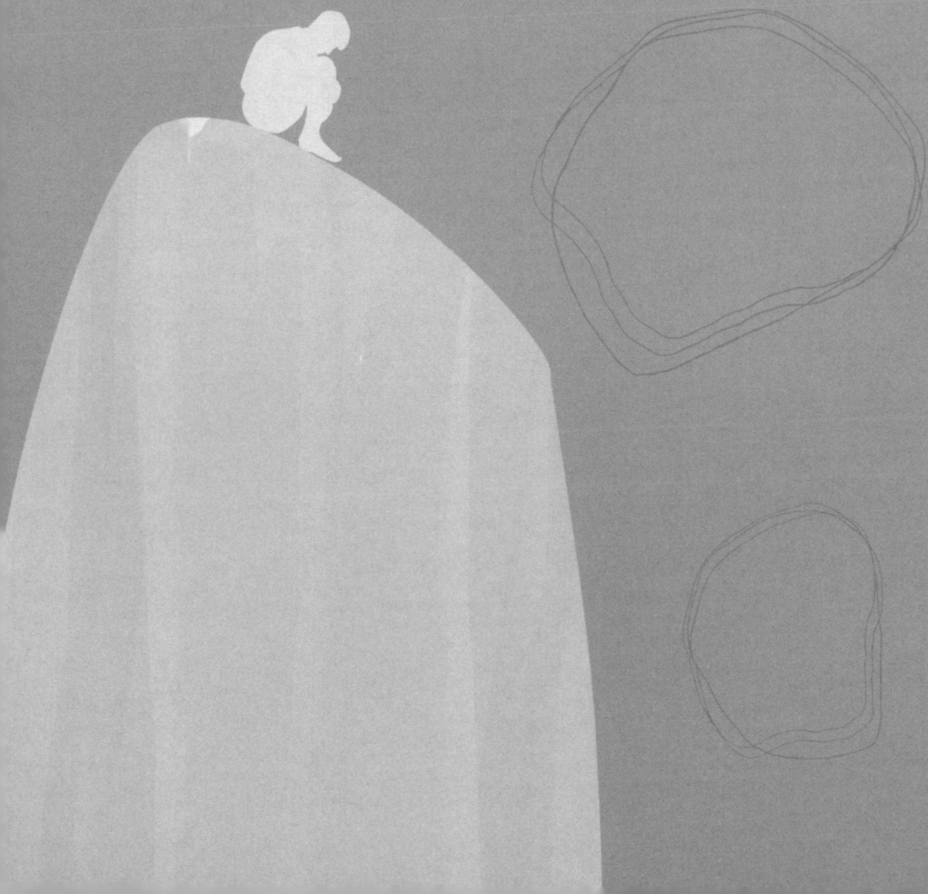

1. 媽媽一定要牢記——培養孩子自信的十種對話

「老師，我們家的孩子何時才會變好呢？」

擔憂的父母親在諮詢時也會像這樣透露難過的心情，但如果小孩也在旁邊時，我都會故意大聲回答：

「媽媽，現在小朋友已經表現得非常好了！」

自閉兒主要都是自己玩，喜歡使用自己的方法玩自己喜歡的東西，不願意和他人一起進行。如果媽媽說要一起玩，孩子通常都會逃走，也不會專心回答問題，視線都看著其他地方，所以偶爾會讓家長認為孩子根本就不聽自己說話。

雖然孩子看起來像是自己在玩，但事實上孩子都有在聽，包含媽媽自言自語發牢騷、和別人談論自己的特別之處、抱著弟弟一起交談的內容。

好的語言會讓孩子的心情變好，擔憂的口氣與煩惱則會讓孩子不安。

就算接收語言的程度低，但自閉兒能透過媽媽的語調高低、表情、肢體動作感受媽媽的心情，自閉兒、ADHD、發展障礙的孩子雖然沒有表現出來，但其實他們都很想被關愛，而且會想要確認自己是否被關愛。

孩子不懂得如何表達愛，使用不會表現出來的方法嘗試，失敗了就選擇封閉自己。結果孩子避開與他人交流，更專注於自己一個人玩，當肚子餓或有需求時才會去尋找父母親幫忙。

那我們該對孩子說什麼呢？有哪些是一定要對孩子說的話？哪些又是必須一直說的話呢？哪些話可以培養孩子的自尊心呢？

一，「太棒了！」

太棒了是每個人都喜歡的一句話，請每天稱讚孩子十次，其實仔細想想，一般父母親平常都很少稱讚孩子。

我們標準太高了，孩子每件事都很擅長，會乖乖吃飯、會自己穿鞋子、也會乖乖睡覺，兩隻眼睛、一個鼻子、一張嘴巴、兩個耳朵全都表現得很棒，請每天利用瑣碎的事稱讚孩子，讓小心謹慎的孩子能慢慢卸下心防。

二，「嗯，你很難過吧？」

請和孩子感同身受吧，這是很多父母親會搞錯的部分，大部分的父母親都是對孩子的「狀況」感同身受，而不是在孩子的「情感」上。

不要說：「哦，餅乾沒有了耶？丟掉吧，沒關係。」

請說：「哦？餅乾沒有了耶？（名字）一定很難過吧，嗯，你很難過吧？」

讓自閉兒把情況和感情連結在一起是很重要的，孩子會明白「餅乾吃完了，我的心會覺得不舒服，這就是難過呀」，孩子會學會解讀和表達情感的方法，請給予孩子父母親了解自己的信念。

三，禁止使用「再一次」

當自閉兒自己說話或學習上有進步時，父母親開心之餘一直重複要求孩子做相同的事。

「再試一次！再一次！」、「讓爸爸看一次吧，嗯？」

如果孩子已經完全學會了，當然有辦法再做一次，如果只是無意間做出來，孩子通常都不會記得，因此請誘導孩子繼續自己說出口，如果能給予稱讚會更好。

如果孩子對「再一次」沒有任何反應，父母親看見這樣的情況覺得失望的話，孩子的自重感就會降低，往後就不會想要嘗試任何事，因為孩子也會害怕失敗。

四，禁止使用「你不是辦得到嗎？」

要找出孩子退步的原因很困難。

明明小時候會叫「媽媽，爸爸」，會模仿別人說話，但現在卻是不會使用語言溝通的狀態，這種情況就稱為「退化」。

我們不清楚造成退化的原因，需要花費很長的時間才能讓孩子再次做出相同行動，因為退化很有可能還在持續當中。「你不是能辦到嗎？」、「你先前做過了不是嗎？」這類的話會讓孩子的內心受創。**要灌輸孩子「不管表現是好是壞，明天都會更好」這樣的觀念，一律都稱讚孩子「表現得很好」**。

五，「你吃得很棒！」

每次吃飯時都像是戰爭一樣，讓偏食的孩子餓肚子，讓孩子看我們吃東西的樣子，甚至還一直追著孩子跑，用湯匙把食物塞進嘴裡。父母親的擔憂日益漸增，想要讓孩子好好吃飯該怎麼做呢？

首先，請讓孩子開心享受用餐時間，就算孩子沒有乖乖吃飯，也請笑著稱讚孩子說：**「孩子你吃得真棒。」**

只要一到用餐時間，父母親的表情就會變僵硬和緊張，強迫性的用餐時間會讓孩子對食物產生戒心，對食物的興趣也會蕩然無存。

利用舒適和愉快的氣氛讓孩子探索餐桌，讓孩子熟悉食物，不要太常變更菜餚的種類，隨著孩子的年齡增長，慢慢地偏食的情況就會變少！

六，「你真會說話！」

「汪汪，小狗。」

「哇哇，凹偶！」

「敏貞也很會說『汪汪，小狗』耶！」

詳細說清楚孩子說了什麼話且給予稱讚，就算孩子的發音不好，也要重複說一次且稱讚孩子。請再次強調孩子表現好的部分，以及孩子說了什麼意思的話，聽見父母親的稱讚與看見父母親幸福的表情後，孩子就會以自己開始使用語言溝通為傲。

七，「真有活力」

自閉兒並不是每天的課程都很愉快，也會依照當天的狀況想要休息，也經常有心情低落的時候。

就算拜託老師進度慢一點，在治療室和老師一起度過的時間是很重要的。

有些孩子一進入治療中心就哭，有些孩子上課表現得很好，但下課後一開門看見家長就哭，下面是我想對這類孩子說的話。

不是「辛苦了」，而是「很有活力且表現得很好！」。

真的很奇怪，表現很好的事幹嘛要說辛苦呢？

很有活力且表現得很好，不是辛苦了，請為了認真學習的孩子展現給予加油鼓勵的一面，把父母親的憐憫之心擱在一旁。孩子會明白自己也能成功完成一件事，哭泣的次數自然也會減少。

八，「我們一起進行吧」

「媽媽會幫忙」、「你應該對媽媽說請幫忙我呀」。

像這樣給予幫助並不是一直都是好事，家長打算一直幫助孩子到何時呢？自閉兒也有想要自己嘗試的時候，收拾玩具時或不想做時，不要說「我來幫忙你」，請說「我們一起來收拾吧」。

孩子會從需要被幫忙的存在，進階為可一起進行的存在，一起整理玩具後稱讚孩子：「**我們一起整理好了，你自己也能表現得很好耶！**」

語言的選擇能讓孩子成長。

九，「你很難過吧？但不行就是不行。」

家長和孩子在一起的時候最常使用「嗯，沒關係」和「不行」當中的哪個詞彙呢？使用「不行」這個詞彙的次數應該明顯比較多吧，基於孩子的安全與社會規則，在公共場所時多半都會比較常使用「不行」，而這也是家長的無奈。

但如果反覆對孩子這樣說，有時候會認為自己真的是很差勁且負面的家長，因此覺得傷心難過。

這種時候就需要訂立標準，我的標準是「只要沒有違背道德、對孩子或他人造成危險的行為都會允許」。

- **不允許在公共場所奔跑與吶喊，因為是與他人在一起的場所，即是違反道德。**
- 允許孩子在遊樂區奔跑，注意孩子不會跌倒。

請支持孩子的遊戲，為了區分孩子可奔跑的場所與不能奔跑的場所，請和孩子一起長時間練習。

但必須要保持一致性，如果一件事昨天明明允許，今天卻突然變不行，會導致孩子陷入混亂。父母親商量後訂立標準，就算負責育兒的人變更，也一定要維持相同的標準，這樣孩子才會接受與同意「不行」。

十，「我愛你，我很疼惜你」

請用語言和身體表達我們對孩子的愛，隨著孩子長大後，「我好想你」、「我愛你」、「好漂亮」、「我很疼惜你」、「表現得很好」、「帥呆了」的表達方法就減少了，這是因為父母親也已經習慣了。就算孩子看起來沒有在聽，也會記得語感、溫度和那份溫暖，所以請繼續使用語言表達。

請每天跟孩子說「我愛你」，並且給予溫暖的擁抱，總有一天孩子也會用全身抱住家長。

十項自重感對話

可瀏覽 YouTube 影片，YouTuber 語言治療師 slp I-Hae
「培育兒童自重感的十項對話」

2. 為成長、自閉、ADHD孩子準備的特別性教育

為了讓孩子培養正確與健全的性教育和性文化，面對面坐在一起傳授正確的教育是絕對必要的，對發展障礙的孩子來說更是如此。而且是比任何人都更親近的成年人、同性別的父母親傳授的知識，孩子能以最穩定與理想的狀況接受。

為了讓自閉症的孩童擁有正確的性觀念，我們該怎麼做呢？這同樣也和其他規則一樣，我們必須確實教導，讓孩子學習正確的觀念。

在治療中心教導孩子時，也會遇到孩子自己觸碰或觸摸自己性器官的情況，當然通常我都會嘗試轉移孩子的注意力，和家長聊過後才知道孩子習慣性只要覺得無聊或一有機會就會觸碰自己的「私密處」。

「老師，我們家的孩子好像在自慰。」

「媽媽，小朋友一直觸摸小雞雞，讓您非常擔心吧，孩子並不是為了追求性刺激而觸碰性器官的，多半是為了尋求感覺上的刺激。但如果在人多的地方觸碰小雞雞或使用骯

髒的手觸碰的話，在心理層面、健康層面上都對孩子不好吧？那麼重要的就是教導孩子正確的觀念。」

幼兒的年齡還沒到達「生殖期」（青春期之後），在「性蕾期」（三歲～五、六歲左右）時會觸碰和玩自己的性器官，這次極自然的發展過程之一，但就如同上面談過的一樣，如果不分場合或不衛生的話，當然會造成不良的結果。

發展中的孩子需要持續學習，必須反覆教導和確認才行，複雜和困難的表現會讓孩子感到混亂，必須使用簡短正確的表達方法。

「觸碰小雞雞會痛，內褲裡面的東西是很珍貴的。」

「小雞雞不能隨便讓別人看。」

「不能叫別人露出小雞雞給你看。」

「不能因為別人漂亮就隨便亂碰。」

「如果孩子說『不要』，就絕對不能亂觸碰別人。」

請同性別的家長親自告訴孩子生殖器與重要部位的名稱，性器官要清理乾淨，並且說明穿內衣褲保護性器官的理由。

我們必須告訴孩子當第二次性徵出現時，胸部會變大、長出陰毛、男生會射精與夢遺、女生會開始有月經，最好能反覆以簡單、正確的觀念事先教導該怎麼做，以及男、女之間的差異。

孩子出現自慰的行為時，有幾件事必須事先告知。

1. **「在某個場所」，獨自在房間時使用「請不要進來」、「我想一個人獨處」等的表達方式。**
2. **「該怎麼做」才不會自己覺得奇怪或認為不乾淨，以健康與自然的方式進行。**
3. **為了「準備物品或處理方法」清潔與衛生的部分進行準備。**

事實上，也有障礙人士設施設置「自慰室」，讓障礙人士能解決需求，為了心靈上的安定，獨自行動時應該教導他們不要在別人面前露骨地表現出來，要努力體恤他人的感官，不製造互相不舒服與尷尬的情況。教導孩子表達自己狀態的語言，讓孩子反覆學習直到能依照情況使用，讓孩子體驗與增加成長期的自理活動，藉此改善發展障礙者與家人的生活品質。

家長如果只是一味反對說「不行，不准做！」，或擺出漠不關心的態度說「沒什麼！」，只會造成孩子的混亂與不安而已。

性是極自然的一件事，只要教導正確的觀念，反覆學習的健全性教育會讓我們的孩子更加成長。

觸碰生殖器官的孩子

可瀏覽 YouTube 影片，YouTuber 語言治療師 slp I-Hae

觸碰生殖器官的孩子

3.區分特殊兒父母的類型

課程結束後我開始和家長諮詢，孩子的母親拿出小筆記本且提出各種不同的問題，在回答問題後，我傳授幾個在家可進行的學習方法，我還把今天課堂上孩子覺得最困難的部分告訴媽媽，請媽媽和孩子在家一起練習。

媽媽很認真寫在小筆記本上，但下一次上課時，孩子依然沒有改變。如果在家有練習的話，至少會有一點變化，於是我試著問媽媽。

「媽媽，上次諮詢時我說過的練習，您在家是否有和孩子一起進行呢？」

通常這種時候家長都會回答「我嘗試過了，但孩子不配合」、「對不起，老師，我忘記了」，和上次認真寫筆記的樣子實在是判若兩人。

家中如果有發展障礙的孩子，父母親的養育方式有很多種，每個時期父母親感受的心境都不一樣。

請這樣開始。

有一天，我突然覺得自己的孩子和其他孩子不太一樣。雖然心想「唉，應該不是吧！」，觀察一段時間後，終於還是去醫院了。

當診斷出孩子是自閉症時，父母親頓時陷入絕望當中，剛開始會否定孩子的障礙，然後開始去多間醫院和治療中心諮詢，通常都不會確定是「自閉症」，而是說比正常的孩子發展較緩慢，處於自閉症的警戒線。

否定後就是崩潰的時期。

父母親當然會覺得受挫，父母親也認為的特殊之處，結果其實是自閉症，之後就開始尋找原因，而且出現憂鬱的情況，夫妻間爭吵的頻率也會增加。這不是任何人的錯或選擇，但實在是太難過與煎熬了，對往後的事與未來感到茫然不知所措。

崩潰期結束，認同期的來臨。

承認孩子的自閉，邊了解資訊邊開始尋找適合孩子的教育方式，幼兒園下課後，就會去治療中心開始協助孩子發展的課程，此一時期的父母親育兒方式分為好幾種。

旁觀型、密切型、適當距離型、影子型等多種類型，也會有重複的情況。

旁觀型

把孩子的發展全都交給治療中心的類型，去多間治療中心，期待治療中心的教育能讓孩子帶來變化，雖然也嘗試在家教導孩子，但遇到瓶頸時多半也都是仰賴治療中心。

密切型

不會離開孩子的身邊，自始自終都是以學習的方式對待孩子，以一次飯、一次零食的方式讓孩子學習，相信這種反覆的訓練能讓孩子快速成長，認為想接受更好的治療就該增加課程的數量。

適當距離型

孩子去學校或上課時，家長會有短暫喘息的時間。會利用時間去思考孩子、家事和家庭，會和朋友見面，也有自己的休閒活動，區分孩子和自己的時間。家長保持餘裕的心態，尊重自己和孩子各自的時間，各自都有「堅持與治癒」的時間。

有發展障礙孩童的家庭會有各種不同的養育方式，不管哪一種方式都無法成為正確答案，也不該遭受批評指責，畢竟每個家庭面對發展障礙孩童的方法都不一樣。

4. 特殊兒父母的理想類型

最理想的家長是什麼模樣呢？

我、家人，以及發展障礙子女的生活，我該成為什麼樣的父母親才能維持最明智與穩定的狀態呢？

第一，積極的態度

障礙並非任何人的錯，請不要用反省、難過和憐憫的心情折磨自己。

「我們的孩子何時才會成長呢？」

「我們的孩子每天都在成長呀！」

積極的態度在我們的日常生活中也能帶來小確幸，那股力量也能讓我們周圍的其他人變幸福。

第二，接受子女自閉的現實，為了子女學習。

我們不清楚造成自閉的原因，那是一種腦部和荷爾蒙異常造成的症候群，每個孩子的行動和特徵都不一樣，程度也不同，因此必須恢復敏感的部分與遲鈍的感覺。

孩子在聽知覺、觸覺、視覺或感覺上敏感的部分，家長要小心翼翼花費時間靠近，遲鈍的感覺則要予以正視，透過伸展運動與按摩加強該部分。

為了讓孩子接受合適與特殊的學習，以及建立規則，必須承認孩子的自閉，學習關於自閉兒童、發展障礙兒童的相關知識。

第三，使用相同的心態育兒

孩子的固執、計謀和耍賴是那個年齡層非常自然的心態，成長期的孩子應該用孩子的語言慢慢地、反覆地教導孩子等待的方法、對他人的關懷、符合情況的禮儀、讓步等，請不要認為相關的學習與消耗的時間都是孩子的障礙造成的。

第四，請停止媽媽的挑戰、爸爸的挑戰、家人的挑戰、發展障礙孩童的挑戰

大肌肉不好的孩子無法輕易自己爬樓梯、原地跳躍，感覺遲鈍的孩子很難戒尿布、正常構音與調整口水。如果孩子覺得挑戰很困難，可以稍微休息一下，請不要設限說

「我們家孩子覺得這很困難」。

第五，請製作檢查表

依照程度與日期確認過去孩子的發展狀態，和目前的發展狀態做區分，事先思考孩子現在能辦到的事與覺得困難的事，以及孩子未來的學習或方向性。

孩子成長的速度很快，很快就會進入幼兒園、就讀學校且成年，為了回顧過去和考慮未來，「計畫」與「記錄」是不可或缺的。

使用Excel記錄把叫名字的反應、感覺活動、語言活動、行動模仿、大・小肌肉的使用、認知（家人、動物、水果、交通工具、場所、數字、顏色、圖形）等各項目製成表格，並且記錄日期與孩子的變化。

舉例來說，如果是不會自己投球的孩子，寫下天氣與詳細的內容，記錄孩子的成就感。

——二〇二三年七月一日，在媽媽和爸爸的協助下成功二次。

——二〇二三年七月十五日，自己嘗試、媽媽和爸爸的協助下成功五次。

——二〇二三年七月三十日，自己成功一次，媽媽和爸爸的協助下成功十次。

<table>
<tr><th colspan="4">兒童變化檢查表</th></tr>
<tr><th>分類</th><th>項目</th><th>日期</th><th>變化</th></tr>
<tr><td rowspan="2">聽覺反應</td><td rowspan="2">叫名字的反應</td><td>23/9/20</td><td>回頭看</td></tr>
<tr><td>23/9/28</td><td>沒有回頭看，發出「啊」的聲音</td></tr>
<tr><td rowspan="2">視覺反應</td><td>視線追蹤</td><td></td><td></td></tr>
<tr><td>對上視線</td><td></td><td></td></tr>
<tr><td rowspan="3">要求</td><td>指出</td><td></td><td></td></tr>
<tr><td>使用眼神要求</td><td></td><td></td></tr>
<tr><td>使用「請給我」</td><td></td><td></td></tr>
<tr><td rowspan="4">感覺</td><td>吹笛子</td><td></td><td></td></tr>
<tr><td>吹蠟燭</td><td></td><td></td></tr>
<tr><td>吹泡泡</td><td></td><td></td></tr>
<tr><td>動舌頭</td><td></td><td></td></tr>
<tr><td rowspan="5">行動</td><td>刻板行為</td><td></td><td></td></tr>
<tr><td>刻板聲音</td><td></td><td></td></tr>
<tr><td>依照指示</td><td></td><td></td></tr>
<tr><td>執行指示</td><td></td><td></td></tr>
<tr><td>就座</td><td></td><td></td></tr>
<tr><td rowspan="5">聲音</td><td>喃喃自語</td><td></td><td></td></tr>
<tr><td>母音</td><td></td><td></td></tr>
<tr><td>子音</td><td></td><td></td></tr>
<tr><td>真聲</td><td></td><td></td></tr>
<tr><td>假聲</td><td></td><td></td></tr>
<tr><td rowspan="2">本體感</td><td>指出身體部位</td><td></td><td></td></tr>
<tr><td>指出對方的身體部位</td><td></td><td></td></tr>
<tr><td>行動模仿</td><td>行動</td><td></td><td></td></tr>
<tr><td>聲音模仿</td><td>聲音</td><td></td><td></td></tr>
</table>

大肌肉	爬階梯		
	雙腳跳躍		
	單腳跳躍		
小肌肉	使用手指數數字		
	使用叉子		
	使用手指		
	拉拉鍊		
	扣釦子		
學習認知	自己		
	家人		
	事物		
	動物		
	水果		
	場所		
	交通工具		
	顏色		
	數字		
	圖形		
	文字		
	方向		
	所有格		
	天氣		

——二〇二三年八月十五日，自己成功五次。

倘若孩子發生退化的情況，變成很難再次投出球，就查看此一紀錄了解當時孩子當時是如何成功的，使用相同的方式再次練習。

第六，請和家人合作、支持和分擔角色。

家長或養育者不是女超人或超人，會感到開心、難過、煎熬和疲憊，偶爾也會想要放下一切休息，這種時候一定需要家人的協助。

請利用家人溫暖的支持、兄弟姊妹的遊戲時間讓主要養育者休息，重新充電能獲得很大的效果，對於好勝心會產生更強大的互助作用。

第七，需要能堅強面對社會對障礙的目光。

我喜歡的作家柏納韋伯的小說中有這麼一段話。

「把愛當作劍，把幽默當作護盾吧。」

在眾多困難中最大的難關就是他人的視線，人類是社會性動物，所以當然會對他人有所認知，每天感受到的情感有數百種。

就算在公共場合因為孩子突如其來的行動而覺得羞愧，就算因為別人使用異樣眼光看孩子而感到厭惡和生氣，請培養能承受這一切的堅強意志，以及一笑置之的幽默感。

孩子一直都很幸福，請媽媽和爸爸都要保持堅強的意志維持孩子的幸福，但不需要改變一切，做自己的時候是最幸福的，孩子很清楚這一點，家長本人也是最清楚的。

今天也表現得很好！

5. 給教養特殊兒母親們的暖心話語

我任職的語言治療中心除了發展障礙的孩子、自閉兒、ADHD兒童之外，還有其他孩子來上課，各種症候群的孩子與腦病變的孩子都會來這裡上課。

夏濂是腦病變的孩子，夏濂雖然比同輩的孩子更矮小，雙手和雙腳都很瘦，走路時會因為動作而明顯晃動，身體的肌肉是鬆緩的狀態，很難維持姿勢，或維持坐著或站立的姿勢。

接收語言的能力高於表達語言，認知能力雖然很高，但因為很難控制自己的身體，所以自重心嚴重扭曲。但上課的過程中，語言和肉體上也有發展，自己開口說話的頻率變多，也變開朗多了。

夏濂的課程進行兩個月左右時，課程結束後，我打開治療室的門準備和媽媽諮詢，看見媽媽紅著雙眼站在門外。

「媽媽，發生什麼事了嗎？」

夏濂媽媽說自己和朋友通話談論夏濂的狀況，她已經接受夏濂的一切，和家人也都很努力，但偶爾周圍的視線會讓自己覺得內心煎熬，看著這樣的媽媽，我不自覺眼眶也泛起淚水，雖然腦海中閃過各種安慰的話語，但源自於深愛著夏濂的那顆心流露出來的憐憫是很難隱藏的。

如果家裡有發展障礙的孩子，父母親都會努力讓自己變堅強，為了教導孩子、讓孩子嘗試、餵食孩子而尋找方法，為了和孩子一起玩而努力。為了孩子而變堅決、給予稱讚、使用愛面對孩子，為了能走在前面引導孩子，父母親必須變得更堅強。

雖然孩子也跟著父母親的腳步在改變與成長，但跟非障礙孩童的發展相較之下明顯落後很多，而這也是不爭的事實。

當然父母親看見孩子的變化時就會產生動力，看見孩子的笑容與撒嬌後，就能重新振作起來並期待明天的到來。

就像是「神只會給予能承受的試煉」這句話一樣，今天同樣也接受一切，試著露出笑容吧，縱使傷心難過的心情是無法隱藏的。

如果家中有發展障礙的孩童，家人的憂鬱症與壓力是難以言喻的，因為障礙是讓那個家庭被關注和不同於一般家庭的要素，我對疲憊的媽媽說：「試著喘一口氣吧。」

發展障礙孩童的學習是一輩子的，就像是長距離賽跑一樣，標準太高會帶來失望，發展速度太緩慢則會因為等待而筋疲力盡。所以今天就稍微喘一口氣，明天也別忘記稍微喘一口氣吧。

休息能讓家長再次產生能量，請試著停止集中在孩子身上的感覺與想法，並且照顧早已疲憊不堪的自己。

就像愛孩子一樣，也請媽媽和爸爸愛自己吧，請坦白面對藏在心中的罪惡感、恐懼感、無力感、難過，鼓勵自己說：「沒關係，我表現得很好。」

「我懷孕時壓力很大嗎？」

「是懷孕初期不小心吃到的藥物造成的影響嗎？」

「就像是遠親說話結巴一樣，我們家孩子的障礙也是遺傳嗎？」

「孩子小時候父母太疏忽於育兒了嗎？」

或者質疑「這個課程適合我們家小孩嗎？」

「別人都在做了，如果只有我們家小孩不做，以後會不會後悔呢？」

「我想讓小孩上每一種課程，是我太貪心了嗎？」
「孩子因為上課而覺得煎熬，是我太貪心了嗎？」
請把這類自責與不安的疑問就像紙張一樣揉碎扔掉吧。
請加油吧，媽媽和爸爸，試著放下一切，鼓勵和深愛自己吧。
然後再次站起來走向孩子，也只有父母親願意張開雙手擁抱孩子無法表達的不安心情。

我們的孩子是這樣成長的

下列是與筆者相識後共同努力的家長們的問答內容。

〈詩雅，我會用光照亮你的每一步〉

堂堂正正打開治療中心的門走進來的雙辮子漂亮姊姊、坐著嬰兒車吃糖果的詩雅，以及身穿全黑服裝且抱詩雅下來的媽媽。
「媽媽，您今天的服裝風格就像是忍者一樣！」

「呵呵呵，老師，我老公早上也這樣說。」

詩雅媽媽平常都保持笑容，詩雅和詩雅的姊姊同樣也是笑容滿面，媽媽每個星期都會帶著孩子搭火車來治療室，就算颳風下雨詩雅一家人還是會來上課，這樣堅持的態度讓我也給予肯定。

詩雅和媽媽、姊姊的溝通很順利，我認為詩雅的發展也很重要，但媽媽和孩子的內心形成共鳴與努力的部分，可以感受到家人之間強烈的情感。這個部分比任何一門特殊課程都更重要。

我對詩雅媽媽提出下列的問題，詩雅媽媽透過問題與回答，向全世界有發展障礙孩童的家長傳達一項訊息，「雖然看不見盡頭，但千萬別放棄一點一點慢慢成長的孩子」。

作者）讓小朋友接受特殊課程的契機是什麼呢？醫院提出何種建議呢？

詩雅媽媽）一直到十六個月時叫她的名字都沒有反應，也不太會和人對上視線，更重要的是，二十二個月時因為還沒開口使用語言溝通，於是便帶去醫院檢查，醫院說懷疑是自閉症，而且整體發展遲緩，所以才會帶孩子去上特殊課程。

作者）幾歲時開始進行特殊課程（治療）的呢？同時進行的是什麼課程呢？

詩雅媽媽）二十二個月時開始語言治療，進行音樂治療、感覺統合治療、工作治療、遊戲治療、ABA治療、尚未開口使用語言溝通（語言）、特殊體育、尖端認知科學、聽覺腦波治療，除了尖端認知科學、聽覺腦波治療之外的治療，目前全都同時進行。

ABA治療

應用行為分析治療，分析兒童的行為，採用適合孩子之治療的治療方法。加強適當的行為、消除不恰當的行為等。

聽覺腦波治療

為了提升孩子的學習能力和專注力，讓兩邊的耳朵聽腦波聲（α波、θ波、β波），讓目前的腦波和人為腦波同步化的聽覺—認知訓練。

尖端認知科學治療

尖端認知科學課程大致上分為尖端認知（以腦部為基礎的認知治療）、FIE（認知能力優化課程）、地板時間（發展治療）、語言治療、一般諮詢五種，當中的地板時間是為了包含自閉症等各種發展障礙兒童與家人準備的統合課程，是一種著重在眼神交流、互動和語用學的治療。

作者）接受特殊課程（治療）時，對孩子最有效果的是哪一個呢？

詩雅媽媽）孩子在治療中心學會使用語言溝通，在接觸音樂治療的同時，孩子遲鈍的聽覺反應好像稍微變快了一點。

作者）是否有讓孩子好好成長與發展的學習，或者在家中是否有其他嘗試或特殊的興趣呢？

詩雅媽媽）詩雅在家時完全沒有想要學習的意願。（其實是因為治療課程排相當滿，對孩子有些不捨，所以在家盡可能想讓孩子輕鬆舒適一點。）

進行詩雅喜歡的雜耍遊戲，讓她多笑一點且多玩一點，以把孩子抱起來上下移動的肢體遊戲為止。家裡購買了攀登架、雲梯鞦韆等家庭用感覺統合器具，目前很努力訓練孩子的大肌肉與擴展遊戲方式。

作者）是否有養育小孩建立的基準，或者曾相信孩子具備何種潛力呢？

詩雅媽媽）其實現在每天看著孩子的一舉一動，還是會擔心今天和明天的事，每天只要多看孩子幾次，心情上就會發生變化。（一下看見希望，一下又受挫，就這樣反覆經歷了數百次。）

如果去考慮未來，反而讓人很難繼續撐下去，只能希望詩雅的每一天都能變更好，我就是以這樣的想法在描繪未來。

後記

以自閉症律師為原型人物製作成的連續劇《非常律師禹英禑》在二〇二二年播出後，成為深受全世界喜愛的連續劇，新人律師禹英禑同時擁有天才般的頭腦與自閉症，她在大型律師事務所處理事件的方法雖然顯得很笨拙和無厘頭，但卻讓人覺得很痛快，因此深受大家的歡迎。

只要出現頭髮隨風飄揚、海豚游動的畫面，她就會利用驚人的想法巧妙解決複雜的案件，讓觀眾覺得相當有趣，同時也感到讚嘆。這部連續劇也讓大家重新認識自閉症和「學者症候群」。

目前全世界都在改善對障礙者的認知，在先進的社會中，「平等」、「尊重人權」和「權利」早已成為公民意識，每個人都藉由優先考慮自己的才能而成長，而不是靠外表而已。

通用的設計不能因為人的性別、年齡、障礙、語言等因素而受到限制，它是屬於「所有人的變化」，此外，在麵包店和咖啡館有亞斯伯格症患者會提供服務，「改善殘疾人意識」的畫展和作品也受到社會的關注。這是因為大家的認知正在改變當中，就算有障礙，所有的人類都是珍貴的存在，有權力被肯定與被愛，所以才會有勇氣追求更美好的人生。

但我們的社會依然存在著對障礙者的不公平，反對殘疾人士歧視聯合會在上下班人潮擁擠的時段從地鐵站抗議示威，看見此一情況後，有些政治人物還發表不適當的言論。

本書是考慮家長、發展障礙者，指導孩子的老師、治療師的真實心情一頁一頁完成的。

在寫這本書時，我帶著珍貴與誠摯的情感，抱著希望能比障礙兒多活一天的父母心聲，寫下這個寶貴又懇切的內容，一邊想著一起走的路、必須要走的路，以及必須經歷的路，身為一名治療師與老師，我對孩子與家長的教育秉持著使命感。

雖然我無法陪伴著各位一起哭，但我想透過本書和大家每天一起歡笑，以及賦予各位勇氣。

「我們現在都表現得很好，而且也很幸福。」

自閉症、ADHD 的教養祕訣：語言治療師寫給父母的治療指南
언어치료사가 말하는 자폐 , ADHD 부모상담서

國家圖書館出版品預行編目（CIP）資料

自閉症、ADHD 的教養祕訣 : 語言治療師寫給父母的治療指 / 李明恩著 ; 林建豪譯 . -- 初版 . -- 臺北市 : 健行文化出版事業有限公司出版 : 九歌出版社有限公司發行 , 2024.08
面 ; 公分 . -- (i 健康 ; 69)
譯自 : 언어치료사가 말하는 자폐 , ADHD 부모상담서
ISBN 978-626-7207-76-5(平裝)

1.CST: 自閉症 2.CST: 過動症 3.CST: 語言障礙 4.CST: 治療學

415.988 113009188

作　　者── 李明恩（Lee Myungeun）
譯　　者── 林建豪
責任編輯── 曾敏英
發 行 人── 蔡澤蘋
出　　版── 健行文化出版事業有限公司
台北市 105 八德路 3 段 12 巷 57 弄 40 號
電話／ 02-25776564・傳真／ 02-25789205
郵政劃撥／ 0112263-4

九歌文學網 www.chiuko.com.tw

印　　刷── 晨捷印製有限公司
法律顧問── 龍躍天律師 ・ 蕭雄淋律師 ・ 董安丹律師
發　　行── 九歌出版社有限公司
台北市 105 八德路 3 段 12 巷 57 弄 40 號
電話／ 02-25776564・傳真／ 02-25789205
初　　版── 2024 年 8 月
定　　價── 420 元
書　　號── 0208069
I S B N ── 978-626-7207-76-5
9786267207789(PDF)